TABLEAUX COMPARATIFS

DE L'ANATOMIE

DES ANIMAUX DOMESTIQUES

LES PLUS ESSENTIELS A L'AGRICULTURE,

Tels que le Cheval, l'Ane, le Mulet, le Bœuf, le Mouton, la Chevre, le Cochon, le Chien & le Chat, rangés sur un plan uniforme de classification propre à en faciliter l'étude aux Commençans.

Par J. GIRARD, Professeur d'Anatomie à l'École vétérinaire d'Alfort.

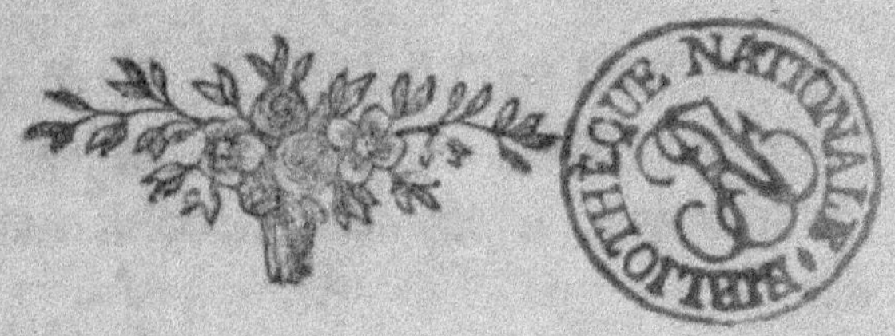

A PARIS,

De l'Imprimerie & dans la Librairie de la Citoyenne HUZARD, Libraire des Ecoles vétérinaires de France, rue de l'Éperon, quartier Saint-André-des-Arts, N°. 11.

An VII de la République.

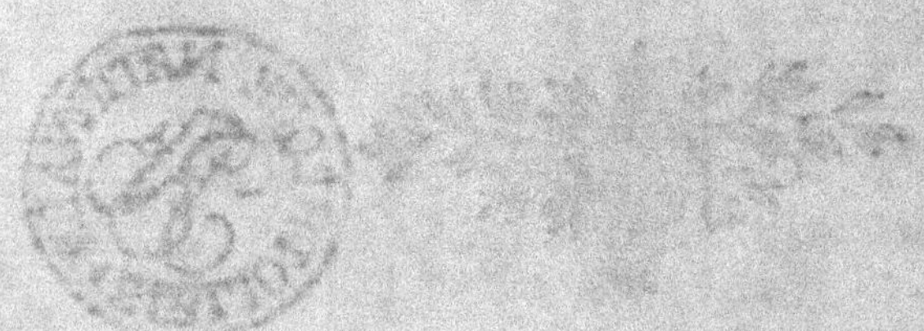

A P. CHABERT,

DIRECTEUR DE L'ÉCOLE VÉTÉRINAIRE
D'ALFORT;

DE L'INSTITUT NATIONAL DE FRANCE,

DES SOCIÉTÉS LIBRES

DE MÉDECINE ET D'AGRICULTURE DE PARIS;

MON MAITRE ET MON AMI;

EN TÉMOIGNAGE DES PROGRÈS

QUE LUI DOIT

L'ART VÉTÉRINAIRE,

ET DE MA RECONNOISSANCE PARTICULIERE.

J. GIRARD.

A Alfort, le 1er. Vendémiaire, an VII.

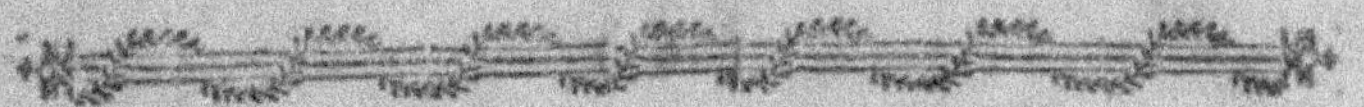

INTRODUCTION.

La science vétérinaire qui n'avoit long-temps obtenu qu'un coup-d'œil superficiel, est aujourd'hui un objet d'intérêt pour tous ceux qui s'attachent aux progrès des sciences utiles. Comme objet de contemplation, elle tient au système général de la nature ; considérée sous les rapports d'utilité, elle est une partie essentielle de l'économie sociale. Il a fallu l'expérience d'une foule de fléaux répandus sur l'agriculture, pour avertir de l'importance de cette science. Le gouvernement a mis au rang de ses devoirs d'en favoriser les progrès, ils ont été rapides ; l'esprit inventeur & le travail opiniâtre ont surmonté les premieres difficultés d'un art que l'ignorance avoit obscurci de mille préjugés ; on l'avoit depuis long - temps envisagé comme indigne de recherches profondes ; & quand on l'a examiné, on a été étonné de voir combien étoient immenses celles qu'il exigeoit.

L'étude de cette science est destinée à la conservation de tous les animaux domestiques essentiels à l'agriculture & au commerce ; elle admet plus de subdivisions que la médecine, dont elle est le complément nécessaire.

A 3

De toutes les parties de cette science, l'anato-
tomie eſt celle qu'il importe de conſidérer d'abord
avec le plus d'attention, elle ne ſuffit pas pour
donner le reméde, mais elle guide la main qui
doit l'adminiſtrer. Avec elle on peut trouver la
certitude ; ſans elle, on n'a que des conjectures, ou,
pour mieux dire, que des erreurs. Elle s'offre
à l'eſprit avec cet attrait qu'ont les ſciences exactes
pour tous ceux qui ſentent le prix de la vérité.

L'anatomie vétérinaire eſt bien plus étendue
dans ſes recherches que celle qui ſe borne à la
connoiſſance de l'homme ; elle embraſſe un grand
nombre d'eſpeces qui ſemblent d'abord n'offrir
que peu de relations entre elles. Ceux qui les
premiers ont abordé cette ſcience, ont dû ſe
trouver placés entre deux craintes, celle de manquer d'exactitude en portant ſur tant d'objets
différens une attention légere, & celle de manquer
de profondeur en n'examinant que quelques parties
d'une ſcience ſi vaſte. De ces deux craintes, c'eſt
la premiere qui a prévalue, on s'eſt circonſcrit
dans ſes recherches, on s'eſt preſcrit des limites,
on s'eſt attaché d'abord à ce qui préſentoit une
utilité plus directe. L'étude du cheval s'offroit
comme la plus importante. Tous les arts conſer-
vateurs de la ſociété, emploient les ſecours de
cet animal, qui, après avoir été, comme l'a dit

Buffon, la plus belle conquête de l'homme eſt devenu ſon plus utile compagnon. Il avoit droit à une attention particuliere ; mais il ſeroit injuſte, il ſeroit au-deſſous du génie de la ſcience, de lui donner une attention excluſive.

Les écoles vétérinaires n'ont voulu ſuivre aucun préjugé à cet égard, elles ſavent que l'agriculture a le droit de leur demander tout ce qui intéreſſe la conſervation des animaux qui la font fleurir. Le gouvernement ne manqueroit pas d'ailleurs de leur répéter le vœu de l'agriculture ; lorſque de cruelles épizooties ravagent nos campagnes, ce fléau vient attaquer les premieres ſources de la proſpérité publique ; les pays qui en ſont frappés offrent l'image d'une déſolation univerſelle, le laboureur voit détruire toutes ſes eſpérances, il eſt forcé d'interrompre ſes travaux. Heureux celui qui, au milieu de cette calamité, vient offrir un remede qu'il a puiſé dans la connoiſſance exacte des animaux qui en ſont atteints, & qui ſubſtitue aux funeſtes eſſais de l'ignorance & du charlataniſme, des opérations calculées rigoureuſement ſur l'obſervation de la nature ! Cet homme jouira du plus beau des titres, celui de bienfaiteur des campagnes.

Que le vétérinaire ait toujours devant les yeux ce moment où il peut acquérir des droits ſi vaſtes à la reconnoiffance publique, il fentira combien il lui importe de ne pas borner fes recherches à la connoiffance d'un feul animal. On ne connoît bien toute l'énergie de la nature, que lorfqu'on étudie fa marche dans différentes efpeces.

Les opérations de la nature font toujours fimples, beaucoup plus même qu'elles ne peuvent le paroître à nos yeux, malheureufement forcés de détailler & de décompofer. Elle ne craint pas de répéter fes moyens, mais elle en diverfifie les effets & les formes. On la voit fouvent employer le même méchanifme dans l'organifation des animaux ; mais fon inépuifable variété fe répand & fe joue en quelque forte dans leur conforma-tion. C'eft cette conformation qui frappe d'abord nos fens. La multitude des différences qu'elle offre faifit notre imagination. Mais l'anatomifte qui cherche à furprendre le fecret de la nature, fe trouve toujours conduit dans fes recherches par le fil de l'analogie. Il remarque les fimilitudes, & apprend à connoître d'où procédent ces différences effentielles : en obfervant dans plufieurs efpeces les mêmes organes, il s'affure mieux de l'ufage auquel ils font deftinés, il voit qu'elles font les conditions néceffaires pour leur plus grande force, pour leur plus grande foupleffe, pour leur fenti-ment le plus exquis. Souvent une différence légere

qu'il apperçoit entre plusieurs animaux , se présente à lui comme le principe qui diversifie leurs
lois , qui diminue ou qui augmente leur force ,
leur sensibilité, qui abrége ou qui prolonge leur
vie.

L'anatomiste ne doit donc pas craindre de
porter ses recherches sur plusieurs animaux. On
n'apprend à connoître la nature qu'en comparant ses ouvrages. Chaque fois que nous la voyons
répéter ses moyens , nous pouvons en conclure
qu'ils forment la meilleure combinaison pour
arriver au but qu'elle s'est proposé. Aussi le résultat des premieres recherches anatomiques est-il
de découvrir qu'elle n'a suivi en quelque sorte
qu'un même plan , dans la structure des organes
essentiels à la vie. Elle ne fait pas autrement ,
parce qu'elle ne pouvoit pas faire mieux , elle passe
d'un être à l'autre par de continuelles gradations ;
mais dans chacun d'eux elle conserve & fait toujours remarquer l'intention d'un même système. Le
naturaliste qui parcourt successivement les différens êtres animés , retrouve encore les fils de ce
système dans des êtres qui semblent placés entre
les limites du regne animal & celles du regne
végétal. Pour nous qui n'avons à observer que des
animaux placés plus près de nous , asservis à nos
lois , instrumens de nos besoins, façonnés presque

sans résistance au joug impérieux que nous leur imposons, nous devons nous attendre à trouver dans leur anatomie de continuelles analogies avec la nôtre.

Il est bien connu aujourd'hui que l'organisation premiere est la même sur-tout dans les grands » animaux. Quand on examine, dit *Chaussier*, » quand on compare la structure des différens ani- » maux, on reconnoît que le plan de la nature » est essentiellement le même, que tous se res- » semblent par les parties intérieures & centrales » de leur corps, qu'ils ne différent que par les » extrémités & par les enveloppes qui les recou- » vrent. L'intérieur est le fond du dessin de la na- » ture, disoit *Buffon* ; c'est la partie constituante; » l'extérieur n'est que la draperie. » (1).

Nous avons été à portée de nous assurer de cette vérité sur le petit nombre d'animaux soumis à nos recherches anatomiques ; en les rapprochant en même temps de l'homme dont l'organisation paroit la plus parfaite, on voit que leur structure est abso- lument la même ; comme lui, ils ont tous un cer- veau, divisé en deux masses, un prolongement médullaire vulgairement connu sous le nom de moëlle allongée ; vingt productions nerveuses qui

____

(1) *Tableau synoptique des muscles de l'homme*, page 56.

en partent, dont dix de chaque côté & que l'on
nomme paires de nerfs, le tout renfermé dans une
boëte offeufe que l'on nomme le crâne ; leur cavité
thorachique renferme de même un cœur quadri-
loculaire contenu dans fon péricarde ; un poumon
celluleux, un médiaftin, des gros vaiffeaux &
des nerfs, &c. Dans la cavité de l'abdomen fe
trouve auffi le fyftême gaftrique ; l'on y voit
un fyftême urinaire, un foie, une rate, un pan-
créas, un réfervoir fous - lombaire, tout enfin
nous démontre que la marche de la nature eft la
même.

Si, au contraire, nous voulons trouver des différences frappantes, nous n'avons qu'à parcourir
d'un coup d'œil philofophique la forme extérieure
des animaux qui font l'objet de nos méditations. Nous voyons d'abord que la peau offre des
nuances très-grandes ; celle du cheval eft recouverte d'un poil fin, liffe, brillant, tandis que,
dans le bœuf, les poils font moins fins & plus
longs ; que dans le chien, ils font encore plus
gros ; que dans le cochon, ils forment les foies, &c.
La tête eft une partie dont la forme eft également
variée dans toutes les efpèces ; il femble qu'elle
établit la ligne de démarcation de l'homme aux
animaux. Dans le premier elle eft prolongée en
haut & en arriere, & prefque fphéroidale ; dans lés

animaux, au contraire, elle eſt plus ou moins allongée en avant, & à peu-près pyramidale.

Si nous paſſons enfin aux parties les plus éloi-
gnées des cavités *ſplanchniques*, aux extrémités,
qu'eſt-ce que nous trouverons ? Les différences
les plus marquantes ; dans l'un, tel que le cheval,
l'on remarque un pied très-prolongé, ſe terminant par un ſeul ſabot de nature cornée ; dans un
autre, tel que le bœuf, on obſerve que le pied
eſt bifurqué à ſon extrémité, & qu'il porte deux
ſabots ; dans un troiſieme, tel que le cochon, le
pied eſt terminé par quatre ſabots ; dans un quatrieme enfin, tel que le chien, le pied eſt irrégulierement diviſé à ſon extrémité en quatre ou
cinq parties, chaque piece étant armée d'un bec
corné, & replié en bas.

Long-temps l'orgueil de l'homme l'a porté à
voir avec une extrême répugnance les différentes
ſimilitudes qui exiſtent entre lui & les animaux.
Ce préjugé étoit fait pour borner ſes connoiſ-
ſances, tant à l'égard de ſa propre organiſation,
puiſqu'il ne la comparoit avec aucune autre, qu'à
l'égard des animaux dont il négligeoit entierement l'étude. L'anatomie comparée a beaucoup
ſoulagé cet orgueil jaloux, & fait découvrir
la ſupériorité de l'organiſation de l'homme ſur
celle des autres êtres. Comme la nature ſemble

toujours affocier les idées de perfection & de fim-
plicité , l'anatomie de l'homme fe trouve à-la-fois
la plus parfaite & la plus fimple ; nous trouvons
que toutes les parties qui conftituent les organes
font beaucoup moins compliquées dans l'homme
que dans tous les animaux ; il en réfulte que leur
jeu eft beaucoup plus prompt & plus facile, &
par conféquent le fentiment plus exquis ; l'anatomie découvre à chaque inftant les caufes d'une
fupériorité qui s'annonce par mille faits. Il n'eft
aucun de nos fens dans lefquels la nature ne nous
ait accordé des priviléges fur toutes fes productions.
Le fens du toucher qui donne à nos peines & à
nos plaifirs tant d'énergie & tant de nuances différentes , ne fe trouve plus que groffiérement chez
les animaux. Si nous voulons trouver les plus grands
prodiges de l'ouïe , de la vue , ne nous arrêtons
point aux exemples frappans que peuvent nous
préfenter quelques animaux , l'homme fauvage les
furpaffe tous.

Il eft inutile de détailler ici tous les titres que
l'anatomie a fournis à l'homme pour prouver une
prééminence dont il eft fi jaloux ; il fuffit des premieres obfervations pour montrer que dans une
anatomie comparée, l'homme doit toujours être
choifi pour le *type général.*

Les tableaux comparatifs que nous donnons aujourd'hui ont des bornes affez étroites, puifqu'ils fe reftreignent à quelques animaux domeftiques. Nous n'avons point voulu nous écarter un moment de l'objet d'utilité directe qui a dirigé notre travail ; nous croyons cependant ces tableaux fuffifans pour donner des idées générales qu'on peut développer enfuite.

A mefure que les fciences fe perfectionnent, elles fe fimplifient en généralifant leurs réfultats ; mais il refte à examiner fi la méthode qui eft la plus favorable aux progrès d'une fcience , eft en même temps la plus facile pour fon enfeignement. Nous n'avons pas oublié un feul moment que notre travail étoit deftiné à des jeunes gens qui n'ont encore que peu ou point de connoiffances de l'art vétérinaire. Nous n'avons pas cru augmenter les difficultés de leur travail , en portant leur attention à-la-fois fur plufieurs animaux ; le grand écueil de l'anatomie eft la multitude de mots & de faits qu'elle offre à la mémoire. Moins on montre de connexions entre les faits , plus la mémoire éprouve de difficultés à les retenir. Dans chaque fcience le commençant veut toujours qu'on fatisfaffe à-la-fois fon jugement & fa curiofité ; l'objet qu'il voit ifolé , ne lui donne qu'une impreffion fugitive, les objets qu'il voit comparés exercent fur-le-champ fa réflexion ; il fe fouvient, & de l'idée qu'il s'en eft formée & du jugement qu'il en à porté. Ce n'eſt point du tout un paradoxe que de dire qu'on retient plus aiſément deux idées qu'une ; car deux idées fourniſſent une comparaiſon, ſe lient enſemble & ſe rappellent mutuellement ; la comparaiſon eſt un jugement, & un jugement ſe grave ſans peine ; il ne ſuffit pas d'ailleurs d'offrir des faits à la mémoire, il faut auparavant les avoir vérifiés, & dans l'anatomie on ne vérifie les obſervations faites ſur un individu ou ſur une eſpèce, qu'en les comparant avec des obſervations faites ſur d'autres individus & d'autres eſpèces ; ainſi l'anatomiſte prononce quelquefois que telle partie conſtitue eſſentiellement un organe ; cette aſſertion ne peut être juſte qu'autant qu'on retrouve cette partie ou quelque choſe d'analogue dans tous les animaux qui ont le même organe. C'eſt ainſi que dans l'organe de l'ouïe, l'on s'eſt aſſuré que le limaçon ne peut pas être le lieu immédiat où ſe fait la perception du ſon, parce que les oiſeaux, dépourvus de limaçon, entendent très-bien. Enfin, c'eſt avec le ſecours ſeul de l'anatomie comparée, que l'immortel *Haller* a poſé les baſes de cette phyſiologie lumineuſe & ſi obſcure avant lui. L'eſprit philoſophique qui préſide aujourdhui à la direction des ſciences, a fait ſentir le beſoin d'étudier cette partie ſur les baſes que nous propoſons, & même sur un plan beaucoup plus étendu ; le C. *Cuvier* a recommandé par ses conseils & prouvé par ses succès la nécessité d'une anatomie comparée. Dans ses leçons il a établi une méthode qui donne les moyens de suivre avec facilité la chaîne qui lie tous les animaux les uns aux autres, qui soulage prodigieusement la mémoire, & l'aide à se conduire dans ce dédale qu'offre, au premier abord, une science si vaste ; son cours offre le plus grand intérêt, par les connoissances utiles qu'on peut y puiser.

L'anatomie comparée est donc le seul système raisonnable d'enseignement de la science vétérinaire, elle seule correspond aux vœux de l'agriculture & du gouvernement. Le vétérinaire ne doit pas se considérer comme devant borner ses soins & fixer sa résidence dans un seul coin de terre. Il est l'homme que la patrie consulte au sein des calamités, il doit être aussi prompt dans son zèle, aussi varié dans ses connoissances, que les maux, qu'il est appellé à combattre, sont prompts & variés dans leurs terribles effets. La France que le ciel a favorisée d'un si grand nombre de productions différentes, employe à leurs cultures plusieurs especes d'animaux ; à mesure qu'on passe d'un département à l'autre, on voit que chacun doit sa prospérité & ses ressources à une de ces espèces

qui

qui y trouve une nourriture plus faine, plus abon-
dante & fouvent même des foins mieux enten-
dus. Les localités fournifent à cet égard une multitude de différences. L'objet du gouvernement,
qui tend à chaque inftant à vaincre les pré ugés
& les réfiftances de l'habitude, doit être d'adoucir,
de diminuer ces différences, & de communiquer,
autant qu'il eft poffible, à chaque département, les
reffources que quelques-uns ont trouvé dans une
induftrie particulière, & pour cela il doit être dirigé par le vétérinaire. Mais celui-ci ne pourra
répondre à fa confiance qu'autant qu'il aura beaucoup généralife & comparé fes obfervations; l'art
ne peut rien entreprendre fans la nature, qu'après
avoir long-temps obfervé fes lois, & fous la con-
dition de s'y foumettre. C'eft ainfi que la fcience
vétérinaire touche par tous fes points à l'économie
fociale; vouloir en borner les applications, c'eft
étouffer tous fes progrès.

Cependant je conviens que le vétérinaire preffé
du befoin d'être utile, & à qui on demande fur-
le-champ & même quelquefois prématurément
l'ufage des connoiffances qu'il a acquifes, ne doit
ni ne peut fe laiffer égarer par une ambition
déméfurée de recherches fpéculatives. Sa miffion
n'eft point celle du naturalifte qui porte fon
vafte coup-d'œil fur les animaux de toutes les

contrées ; le vétérinaire ne voit que ceux qui font
effentiels aux befoins de fa patrie. Mais cette
nombreufe famille eft affez féconde en fujets de
comparaifon.

Nous nous fommes bornés dans nos tableaux
à ceux des animaux domeftiques dont les fervices
font le plus utilement employés en France. Ces
animaux font le *cheval*, l'ami de l'homme, qui,
comme lui, s'enflamme de la gloire des com-
bats, qui revient avec lui cultiver le champ où il
trouve la paix & le bonheur, qui le fuit dans fes
plus brillans exercices, qui tranfporte d'un climat
à l'autre, les productions de la nature & les fruits
de l'induftrie ; l'*âne* qui rend avec moins d'éclat,
avec moins de dépenfe, & peut-être avec autant
de folidité, fes fervices, fidel compagnon de
l'indigent, utile & dédaigné comme lui ; le *mulet*
dont la force eft le premier attribut, & qui, dans
des pays montagneux & efcarpés, porte des
fardeaux qu'un nombreux attelage ne pourroit
conduire ; le *bœuf* dont les fervices font prefque
univerfels, qui eft le premier foutien de l'agriculture & la plus grande richeffe des campagnes,
qui montre ce que peuvent la patience & la force
réunies, qui, après une longue carrière de travaux
journaliers, procure à fa mort une nourriture fi
faine pour l'homme, & dont la dépouille vient

offrir au commerce & à l'industrie, les usages les plus variés ; le *mouton*, un de ces êtres que la nature a créé sans défense, qui paye la protection de l'homme par le plus docile esclavage & par une riche toison ; le *cochon*, qui, peu contenu par l'excès même de sa voracité se satisfait de tout, & commence à devenir très-utile après sa mort ; le *chien*, qu'il est impossible de nommer sans se rappeller la reconnoissance, cet instinct précieux qui le guide, & qui lui fait rechercher tous les moyens possibles de rendre à l'homme sa société utile & agréable ; enfin, le *chat* qui, malgré son état de domesticité, a su conserver la liberté qu'il tient de la nature, & qui n'est pas moins utile à l'homme, en le délivrant des animaux qui dévastent ses habitations & ses récoltes.

Tels sont les animaux qui se recommandent le plus à l'attention du vétérinaire ; il n'est aucun d'eux qui ne supporte les peines & les fatigues auxquels la société les soumet ; il n'est aucun d'eux qui n'ait droit à la salutaire prévoyance qui veille sur leur conservation & éloigne leurs maux. La nature leur a donné entre eux un grand nombre de caractères communs : ce sont ces caractères primitifs sur lesquels il importe de fixer d'abord l'attention : leurs os, leurs muscles, leurs viscères ont tous des rapports essentiels dans leur position, dans

leurs usages & dans leur forme. Ces rapports sont
si frappans qu'il n'est nullement néceffaire, qu'il
feroit même puéril & dangereux, de créer pour
chaque espece un système particulier de dénominations. L'effet de cette multiplicité de mots
imaginés pour repréfenter des idées analogues &
quelquefois même identiques, feroit de donner
à la fcience un appareil barbare & effrayant, de
détruire toutes les idées de comparaifon, de dé-
tourner l'attention du système général de la nature qu'on doit toujours prendre pour guide dans
fes recherches. La nature eft toujours variée,
mais elle n'eft point bifarre dans l'ordre de fes
productions. Chaque fois que nous croyons apper-
cevoir en elle de la bifarrerie, nous devons en
conclure que notre imagination eft trompée, ou
que notre jugement n'eft pas affez éclairé, &
que nous n'avons pas encore affez recueilli, affez
comparé de faits.

Puifqu'il exifte une anatomie générale, on doit
donc fe diriger vers une méthode qui embraffe à
la fois un grand nombre d'efpeces, pour en établir
tous les rapports. Il n'eft dangereux de généralifer
fes vues, que lorfqu'on a fuperficiellement obfervé ; mais auffi-tôt qu'une fcience a fait des
progrès, il faut abandonner l'ufage des obfervations individuelles, ou du moins ne fe les per-

mettre que lorsqu'on a déjà donné de l'enfemble
à fes idées. Pour fimplifier nos tableaux , nous
avons claffé les animaux que nous confidérons ;
mais un fyftême de claffification ne peut fe faire
arbitrairement , ce n'eft pas affez que d'obferver
certaines analogies entre les animaux , il faut faifir
les caracteres par lefquels elles fe manifeftent , vérifier enfuite s'ils font tels qu'on en voie fortir le
plus grand nombre de rapports poffibles.

Toujours circonfcrits dans notre objet dont
nous ne nous fommes pas permis d'étendre les
bornes , nous n'avons pas jugé néceffaire de
fuivre le fyftême de claffification employé par les
naturaliftes qui confiderent tous les animaux
créés. En effet , de quelle utilité feroit-il pour
celui qui étudie l'art vétérinaire , de s'attacher à
des caracteres qui comprennent une foule d'animaux qui ne doivent & ne peuvent être l'objet
de fes méditations ? Il eft une méthode affez généralement employée par les naturaliftes modernes ,
c'eft de claffer les animaux d'après le fyftême
circulatoire , & de les fubdivifer d'après le fyftême
digeftif. Cette méthode offre dans l'enfeignement
une difficulté effentielle ; ces fyftêmes étant placés
dans l'intérieur des animaux , il faut commencer
par fouiller dans leurs entrailles ; en outre , il faut
déjà des connoiffances d'anatomie , & s'être fur-

tout formé au talent d'obſerver pour ſaiſir les différences que l'on cherche. La ſcience alors s'offre ſous
l'aſpect le plus pénible & le plus rebutant pour le
commençant, qui ſe trouve conduit par cette méthode à des recherches au-deſſus de ſon intelligen-
ce, & il paſſe bientôt au dégoût d'une ſcience qu'il
ne connoît d'abord que par ſes difficultés. Tel
eſt l'écueil le plus redoutable que nous ayons à
craindre dans nos écoles, où la plupart des jeunes
gens arrivent ſans aucune eſpece d'inſtruction
préliminaire : cependant s'il n'exiſtoit que cette
méthode pour procéder à une bonne claſſification, il faudroit encore y recourir, malgré toutes
les difficultés dont elle s'environne. Mais il exiſte
des ſignes extérieurs par leſquels la nature ſemble
avoir elle-même claſſé différentes eſpeces d'animaux. C'eſt au pied que ſont attachés ces ſignes
diſtinctifs ; de là dans l'hiſtoire naturelle, la diviſion d'*Ariſtote*, en bipedes & quadrupedes ; le nombre des doigts fournit enſuite une ſous-diviſion
dont l'exactitude eſt ſuffiſante pour les animaux
que le vétérinaire doit conſidérer.

1°. Les uns n'ont qu'un ſeul doigt à chaque
pied, & forment la claſſe des *monodactyles* ; de ce
nombre ſont le *cheval*, l'*âne* & le *mulet*, dont l'organiſation intérieure eſt formée ſur le même plan.

2°. Les autres en ont deux, & nous les nommons *bidactyles* ; tels font le *bœuf*, le *mouton* & la *chevre* ; leur anatomie préfente le même fyftême.

3°. Quelques autres ont quatre doigts à chaque pied, ils forment la claffe des *quadridactyles réguliers* : parmi ceux que nous confidérons, nous ne trouvons que le *cochon* dans cette claffe.

4°. Enfin, d'autres ont cinq doigts à chaque pied de devant, & quatre à chaque pied de derriere, nous les appellons *quadridactyles irréguliers* ; nous y trouvons le *chien* & le *chat*.

Telles font les quatre claffes que nous avons admifes d'après la forme du pied. Il nous refte à vérifier maintenant fi ce fyftème de claffification eft exaĉt ; l'anatomie nous le démontre ; car le fyftème digeftif, celui par lequel les grands animaux différent effentiellement les uns des autres, eft le même en fuivant la divifion que nous venons d'indiquer.

Ainfi, nous voyons que tous les *monodactyles* ont 1°. douze dents incifives, dont fix en haut & fix en bas ; 2°. une langue recouverte d'un léger velouté ; 3°. un œfophage avec un pli œfophagien qui s'oppofe au retour des alimens parvenus dans l'eftomac ; 4°. un petit eftomac unique ; 5°. un grand cæcum dont la pointe eft dirigée en avant & près du fternum ; 6°. un colon très-gros divifé en portion flottante réguliere, & en portion flottante irréguliere ; la portion flottante réguliere formant quatre circonvolutions, dont deux inférieures & deux supérieures.

Tous les *bidactyles* comprennent, 1°. huit dents incifives à la mâchoire d'en bas feulement ; 2°. au lieu de dents incifives à la mâchoire d'en haut, un bourrelet calleux & épais ; 3°. une langue âpre ; 4°. un œfophage fe terminant par deux gouttieres ; 5°. un eftomac quadruple, la *panfe*, le *bonnet*, le *feuillet* & la *caillette* ; 6°. un cæcum petit ; 7°. un colon très long, mais très-étroit, & logé prefque en entier dans la cavité pelvienne avec le cæcum.

Les *quadridactyles réguliers* ne comprenant qu'un feul individu, ne peuvent pas nous offrir des caracteres de comparaifon ; ils ont : 1°. douze dents incifives, rondes, écartées l'une de l'autre, prolongées en avant ; 2°. une langue liffe ; 3°. un eftomac unique & très-dilaté ; 4°. un cæcum allongé & peu différent de celui de l'homme ; 5°. un colon qui forme plufieurs circonvolutions fpyroïdales derriere l'eftomac, remonte enfuite vers la petite courbure de ce vifcere, où, après s'être replié deux ou trois fois, il fe porte en ligne droite jufqu'au rectum.

Tous les *quadridactyles irréguliers* ont : 1°. douze dents incifives un peu plus larges que celles des quadridactyles réguliers, fix en haut & fix en bas ;

2°. un eſtomac allongé & ceint tranſverſalement
par une ſciſſure profonde ; 3°. un cæcum petit,
pyramiforme & peu diſtant du colon ; 4°. un colon
très-court, ſe portant preſqu'en ligne droite juſqu'au rectum.

Concluons de ces obſervations que nous avons
dans le nombre des doigts des animaux ſoumis
à nos recherches, la baſe néceſſaire pour établir
des claſſes. Chaque fois que nous aurons des caracteres diſtinctifs à montrer entre ces animaux, au
lieu de les appliquer ſeulement au *cheval*, par
exemple, nous pourrons avec vérité les appliquer
également à l'*âne* & au *mulet* que nous avons
rangés dans la même claſſe, & alors nous nous
ſervirons de cette ſeule expreſſion les *monodacty-*
les ; il en ſera de même pour tous les autres,
ſuivant qu'ils appartiennent à telle ou telle claſſe.
On voit que cette claſſification abrége la ſcience,
ſimplifie les faits, & facilite la mémoire.

Nous allons expliquer maintenant l'ordre que
nous avons ſuivi dans les tableaux que nous pré-
ſentons. Une deſcription anatomique ne doit point
être coupée par des conjectures & des ſyſtêmes.
On peut reprocher à différens ouvrages, qui d'ailleurs ont avancé les progrès de cette ſcience,
d'embaraſſer l'eſprit des commençans par un appareil de raiſonnemens ſoumis à mille contra-

dictions. L'anatomie ne doit comprendre que des
faits, elle affirme, elle ne conjecture pas. Pour
s'en former une idée exacte, il faut ne la confidérer que comme une forte de géographie. Cette
derniere fcience eft fimple dans fon objet, elle
expofe les phénomènes qui fe font remarquer
dans un pays, elle n'en difcute point les caufes,
elle s'adreffe à la mémoire, & pour la frapper
avec plus de force, elle parle en quelque forte
à l'œil en lui foumettant l'image de ce qu'elle
veut décrire ; l'anatomie a fur elle un grand
avantage, elle n'a point à préfenter une image
raccourcie & fouvent trompeufe de l'objet qu'elle
décrit ; cet objet, elle le démontre tout entier ;
il eft fous les yeux des commençans, ceux-
ci peuvent comparer à chaque inftant la defcription qu'on leur fait avec ce qu'ils voyent.
L'enfeignement doit donc être dirigé tout entier
de maniere à ce que l'on puiffe faire fur-le-champ
cette vérification. Auffi dans l'oftéologie, fi l'on
veut indiquer avec précifion toutes les particularités d'un os, il faut offrir d'abord les traits frappans qui annoncent fon ufage, qui indiquent fa
forme ; il faut enfuite confidérer les différentes
parties dans lefquelles il fe fubdivife, il faut montrer fes connexions & fes limites, telle eft la
marche que nous avons fuivie; mais comme notre

étude ne se borne point à un seul animal , comme elle embrasse un assez grand nombre d'espèces , après avoir désigné les propriétés communes d'un os , il faut passer aux différentes particularités qu'il offre dans les différentes classes que l'on considère.

C'est d'après cette base que nous avons conçu notre tableau d'ostéologie. Nous y avons recherché la précision des faits & celle des expressions , nous avons considéré successivement chaque os en suivant la même marche d'observations , c'est-à-dire en indiquant 1°. l'éthymologie que nous avons placée au bas de la dénomination qui lui a été donnée ; 2°. ses caractères principaux , ceux qui donnent l'idée primitive de sa forme & de son usage ; 3°. les divisions qui lui ont été données pour l'observer avec plus de détail ; 4°. ses parties essentielles , c'est-à-dire celles qui servent aux parties molles ; 5°. ses connexions ; 6°. ses particularités , c'est-à-dire ce qu'il offre de remarquable & de distinctif dans les différentes classes des monodactyles , bidactyles & quadridactyles.

Nous avons suivi la division du squélete , telle qu'elle a été donnée par le C. *Chaussier*, parce que ses définitions nous ont paru plus justes & plus claires que celles qui ont été suivies jusqu'à

lui ; nous avons auſſi emprunté de lui des dénominations qui nous ont paru donner une idée plus
poſitive de l'objet.

Après le tableau d'oſtéologie , nous en donnons
un de myologie , conçu ſur le même plan. Nous
avons cru que c'étoit un avantage réel pour le
commençant, d'avoir ſous les yeux , deux tableaux
qui ſe correſpondent. Notre deſſein eſt de préſenter ſucceſſivement de la même maniere toutes
les autres parties de l'anatomie.

La deſcription des muſcles a été juſqu'à pré-
ſent le grand écueil de l'anatomie. Une queſtion
aſſez difficile embaraſſoit les hommes les plus
éclairés , celle de ſavoir ſi on devoit les claſſer
d'après leur uſage , ou ſimplement d'après leur
poſition. *Veſale* avoit ſuivi la premiere , il claſſoit
les muſcles d'après les fonctions qu'il leur attri-
buoit, mais ces fonctions ne ſont pas auſſi ſimples
que *Veſale* l'avoit ſuppoſé ; un muſcle fait mouvoir à-la-fois différentes parties , & c'eſt offrir alors
une grande erreur au commençant que de paroître
le borner à un ſeul uſage ; l'anatomie perdoit ainſi
ſon premier avantage , celui d'être une deſcription
exacte & ſimple de toutes les parties du corps.

Les anatomiſtes modernes les plus célèbres ont
ſenti tous les défauts de cette méthode , & ſont
revenu à celle de *Galien* qui conſiſte à claſſer

les mufcles d'après leur pofition , & pour cela
ils ont reconnu au corps différentes régions dont
ils ont déterminé le nombre & l'étendue ; ils ont
décrit enfuite les mufcles par couches , tels qu'ils
fe montrent dans la partie fur laquelle ils font
fitués. Mais quelques-uns d'entr'eux ont tellement
multiplié ces régions , qu'au lieu de fimplifier la
fcience , ils l'ont furchargée de mots fatiguans
pour la mémoire , & pour éviter un inconvénient,
ils font tombés dans un autre plus grand. La méthode de *Sabathier* eft la meilleure , parce que cet
auteur a réduit ces régions en un petit nombre, clair,
& à la portée de l'éleve ; auffi fon ouvrage d'anatomie eft-il généralement fuivi dans les écoles.

L'expérience nous a prouvé que de ces deux
méthodes , celles que l'on peut employer le plus
avantageufement dans l'enfeignement, eft celle
de *Galien*. Nous n'héfiterons donc pas de la préfenter aux éleves , afin de les faire jouir de tout
l'avantage qu'elle renferme ; elle eft d'ailleurs plus
conforme au plan que nous avons conçu.

Nous nous rangerons donc du côté des modernes pour la maniere de procéder à la defcription
des mufcles ; mais pour la claffification, nous
nous en tiendrons ftriƈtement à l'ordre que nous
avons adopté dans la divifion de l'oftéologie. Nous
examinerons d'abord tous les mufcles du tronc qui

comprend ; 1°. ceux de la tête ; 2°. ceux de la colonne ; 3°. ceux du thorax & de l'abdomen ; 4°. ceux du baſſin ; nous paſſerons enſuite à l'examen des muſcles des membres ; nous verrons d'abord ceux des membres de devant ; enſuite ceux des membres de derriere. Cette marche eſt ſimple & poſitive, en ce que d'une part elle n'eſt point environnée de diviſions & de ſubdiviſions dont le nombre eſt rebutant pour l'eſprit du commençant ; & que de l'autre elle eſt calquée ſur l'oſtéologie qui doit ſervir de baſe pour la deſcription de toutes les autres parties de l'anatomie.

Après cette expoſition de la méthode que nous avons ſuivie, nous croyons utile de tracer les principes qui nous ont dirigé dans le ſyſtème de dénominations que nous avons employé. Nous avons ſuivi à cet égard les progrès de la ſcience, nous nous ſommes aidés des travaux des anatomiſtes modernes les plus diſtingués.

Le temps eſt paſſé ou l'on regardoit avec une ſorte d'indifférence le choix des mots dans les ſciences exactes, le ſoin que l'on a apporté à rectifier dans l'anatomie une foule de dénominations vicieuſes a débaraſſé cette ſcience des plus grandes difficultés qu'elle offroit à l'eſprit & à la mémoire. Les anatomiſtes ſentoient depuis long-temps le beſoin d'eſſayer des novations dans leur langue ; ils y ont mis de la circonſpection, & ce qui valoit encore mieux, de la réflexion & de la méthode. Au moment où ils s'occupoient de cette réforme, toutes les ſciences en faiſoient une ſemblable dans leur langue particuliere.

La marche de l'eſprit humain dans le cours de ce ſiécle a développé un ſpectacle bien digne de l'obſervateur. Les principes de la ſaine logique découverts après tant de pénibles égaremens ont été le fanal commun dont chaque ſcience a voulu s'éclairer. *Locke* le premier avoit ſenti l'influence des mots ſur les idées qu'ils expriment, & avoit trouvé dans leur confuſion la ſource de toutes les erreurs, dans leur rectitude, la ſource de toutes les vérités ; mais ſon génie n'avoit pas encore embraſſé les vaſtes applications du principe qu'il avoit conçu.

Condillac en a fait pour ainſi dire la baſe de cette logique lumineuſe, qui a conduit ce ſiécle, avide de raiſonnemens, au grand art de raiſonner. Les préjugés que le ridicule ménaçoit déjà ſont tombés ſous les coups des hommes qui s'étoient exercés à-la-fois à penſer avec juſteſſe & à s'exprimer avec préciſion. Les ſciences ont été jalouſes d'exercer chacune dans leur domaine des réformes qui tendoient moins à aggrandir qu'à épurer & à aſſurer leurs découvertes ; chacune d'elles s'eſt d'abord occupée à rectifier ſa nomen-

clature. Les mathématiques elles-mêmes, lancées si
je puis m'exprimer ainsi, au sein de la vérité, n'ont
pas dédaigné de donner à leur langue plus de
simplicité, plus de justesse encore. Eh! quels
progrès n'ont-elles pas dû au scrupule & a la
sagacité des savans qui ont suivi ce travail. C'est
à l'aide d'une nomenclature nouvelle que *Linné*
a, pour ainsi dire, créé la botanique, & *Lavoisier*,
la chymie.

« Dans toute science physique, dit ce dernier,
» il faut distinguer trois choses. La série des faits
» qui constituent la science; les idées qui rappellent
« les faits; les mots qui les expriment. Le mot doit
» faire naître l'idée; l'idée doit peindre le fait:
» ce sont trois empreintes d'un même cachet, &
» comme ce sont les mots qui conservent les
» idées & qui les transmettent, il en résulte qu'il
» seroit impossible de perfectionner la science,
» si on n'en perfectionnoit le langage, & que quel-
» ques vrais que fussent les faits, quelques justes
» que fussent les idées qu'ils auroient fait naître,
» ils ne transmettroient encore que des impres-
» sions fausses, si on n'avoit pas des expressions
» exactes pour les rendre (1). »

Arrêtons-nous encore un moment sur ces prin-

____

(1) *Méthode de nomenclature*, page 13.

cipes

cipes féconds , deſtinés à détruire tous les préjugés dans la vie morale & politique , deſtinés à délivrer les ſciences des ſtériles diviſions qui en ont ſi long-temps embarraſſé la marche & arrêté les progrès. Quand la diſcorde voulut régner ſur la terre , elle inventa la confuſion des langues ; quand l'ignorance voulut y maintenir ſon empire, elle ſema partout des mots vuides de ſens. C'eſt le beſoin qui crée les langues , c'eſt la raiſon qui les rectifie , c'eſt le génie qui leur donne leur perfectionnement.

L'homme ſauvage qui crée un mot, cherche à imiter dans le ſon qu'il lui donne , l'impreſſion qu'il en a reçue ; auſſi le mot ne peut-il plus ſe répéter en ſa préſence , ſans lui rappeller cette premiere ſenſation. Il ſeroit à ſouhaiter que de même dans les ſciences , on pût ainſi peindre l'idée par le mot. Il faut toujours que le mot retrace quelque choſe à l'imagination : s'il ne peut peindre l'objet d'une maniere poſitive , il doit au moins en exprimer quelques attributs. Quand on a beaucoup à offrir à la mémoire , il faut étudier le grand art de la ſoulager ; il faut ſur-tout bannir de la langue des ſciences les mots inventés par le caprice ; car le caprice fait le déſeſpoir de la mémoire autant que celui du jugement. Les mots doivent ſe rapporter à un ſeul ſyſtême , & former, pour ainſi dire, une ſeule famille. Toute langue qui eſt ainſi for-

mée, est facile à apprendre & à retenir. Un mot
déjà connu en forme d'autres dérivés de lui, &
qui viennent se rattacher à une idée principale.
La mémoire & le jugement suivent ainsi une même
route, on passe de l'idée qu'on vient de se former
à l'idée qui en est la plus voisine. On ne marche
que de conséquences en conséquences. Les progrès
sont rapides & exigent moins d'efforts. Si les
sciences offrent d'abord un dédale à l'imagination
épouvantée, l'analogie vient à son secours ; elle
lui apprend à se conduire dans ce dédale, à reconnoître la route qu'on a suivie, & lui indique
celle qui est à suivre.

L'anatomie n'avoit pas besoin de tout innover
dans la langue qui lui est consacrée. Le choix des
dénominations dans l'ostéologie peut sans doute
être perfectionné ; mais en général chaque mot y
représente une image sensible de l'objet. Le sys-
tême étoit bon, les applications en ont quelquefois été vicieuses, il n'est pas aisé de retrouver
toujours une forme connue qui représente la forme
de tel os. Lorsque la ressemblance est éloignée,
l'éleve est embarrassé par l'image fausse qu'on lui
a présenté. Il ne faut abuser d'aucune méthode ;
celle des dénominations, d'après la forme, a des
abus ; il faut alors lui substituer la méthode non
moins naturelle de dénommer d'après la position,

D'après cela nous avons jugé néceſſaire de chan-
ger quelques dénominations évidemment vicieuſes.
Le nom des os qui compoſent le pied , par exemple,
étoit inexact en ce que , 1°. ces os n'ont rien qui approche de l'objet dont on a emprunté la dénomination ; car le *canon* du cheval, du bœuf &c. , n'a
aucune reſſemblance avec ce que l'on nomme un
canon ; le nom de *paturon* , celui de la *couronne*
ſont également vicieux ; celui d'*os du pied* ne préſente lui-même qu'une idée fauſſe , puiſque le paturon , la couronne , &c. concourent comme lui à
former le pied. 2°. Quelqu'éloignés que ſoient ces
os de la figure de l'objet auquel on a voulu les comparer, leurs noms ſeroient moins ridicules & moins
étranges , s'ils faiſoient image avec les parties qui,
dans l'homme, correſpondent aux pieds des animaux ;
mais nous ne trouvons ni reſſemblance , ni image,
& tout concoure à nous démontrer la fauſſeté & les
vices de ces dénominations. Quelles idées veut-on
qu'elles impriment à l'imagination du commençant?
Auſſi nous n'avons pas héſité de leur en ſubſtituer
d'autres qui, ſi elles n'expriment pas mieux la forme
des parties , ſont au moins image avec celles qui
y correſpondent dans l'homme. C'eſt encore par les
mêmes raiſons que nous avons nommé les os an-
gulaires *lachrymaux* , nom qui leur convient d'autant plus que ces os, d'une part, contiennent le

réfervoir lachrymal , & que , de l'autre , ils forment cette région que dans certains animaux , on nomme vulgairement les *larmiers*. Nous avons auffi nommé d'après le C. *Chauffier* , les os du baffin *coxaux* , parce qu'effectivement ces os forment une grande partie de la hanche.

Mais c'eft dans la dénomination des mufcles que confiftoit la plus grande confufion de la langue anatomique ; là , tous les mots n'ont été long-temps imaginés que par le caprice ; auffi n'étoient-ils refpectés de perfonne ; chaque traité d'anato-mie n'étoit , à cet égard , qu'un recueil de mots nouveaux. C'eft fur-tout ce que nous voyons dans le petit nombre de ceux qui ont paru fur cette partie de l'art vétérinaire. Les hommes mêmes les plus recommandables dans la fcience , ne pouvoient parvenir à faire adopter les déno-minations qu'ils imaginoient , parce que dans les fciences on ne fe dirige point par l'autorité , mais par l'utilité : ces difficultés étoient telles , que les commençans qui avoient fuivi avec le plus grand attrait l'oftéologie , s'arrêtoient fouvent épouvantés de l'afpect bifarre que leur préfentoit la myolo-gie ; ils fe contentoient d'acquérir quelques con-noiffances fuperficielles , par lefquelles ils croyoient fe difpenfer de vaincre toutes les difficultés d'un travail pénible. La réforme de la langue myolo-

gique devoit donc être vaste & universelle ; il ne
suffisoit point de porter l'esprit de novation sur
chaque mot en particulier , mais il falloit réfléchir
sur un système général qui présentât des idées
plus justes & plus unies entre elles.

Depuis long-temps on sentoit l'importance
d'une pareille réforme. Les hommes les plus dis-
tingués dans cette partie en étoient si bien con-
vaincus, qu'ils ne cessoient d'en montrer à leurs
éleves les grands avantages. Chaque jour , on
les entendoit dire publiquement dans leurs leçons, que la dénomination des muscles de la
cavité glossale étoit la plus claire, la plus simple
& en même temps la plus méthodique , & qu'il
seroit bien à desirer de voir toute la myologie
rangée sur un plan aussi uniforme. Le célebre
Desault ne manquoit pas de le répéter chaque
année dans ses cours publics. On nous le faisoit
aussi entendre dans nos écoles. Par-tout enfin ce
n'étoit qu'une même voix ; les plaintes s'élevoient
de toutes parts ; tout en indiquant la route qu'il y
avoit à suivre , personne n'osoit la parcourir , tant
elle paroissoit épineuse ; *Vicq-d'Azyr* en avoit conçu le projet, mais l'honneur d'exécuter cette réforme importante étoit réservée au C. *Chaussier*.
Son coup - d'œil vaste & philosophique porte la
précision, & permet d'envisager l'anatomie d'une

maniere moins obſcure. C'eſt à lui que l'on doit
un ſyſtême de dénomination qui montre les muſcles ſans confuſion, & qui éloigne les idées trom-
peuſes que préſentoient auparavant des dénominations inexactes & dictées par le caprice. Il a
conçu que ſa méthode pourroit encore être ſim-
plifiée, & il l'a exécuté dans un ſecond travail,
où chacun des mots nouveaux qu'il a créés, eſt
beaucoup abrégé, préſente une idée plus claire
à l'eſprit, & moins de travail à la mémoire,
Comme lui, nous nous ſommes fait une loi de
tendre roujours à cette ſimplicité.

Un autre ouvrage très-eſtimable & digne de
l'attention des anatomiſtes, a paru ſur le même
objet, c'eſt celui du C. *Dumas*, profeſſeur à
Montpellier. Son ſyſtême eſt très-exact dans le
raiſonnement ; mais il offre de grandes difficultés dans la pratique. Ses dénominations parfaitement calculées pour l'homme qui ſait déjà
la ſcience, embarraſſent l'eſprit de celui qui
apprend.

Les écoles vétérinaires ont auſſi concouru à
cette réforme de la langue anatomique qui occu-
poit les eſprits les plus éclairés. Nous nous ſou-
venons tous des inſtructions que nous avons reçu
à cet égard de cet homme recommandable, dont
les ſoins font depuis tant d'années fleurir notre

établissement (1) , & qui a parcouru , éclairé, &
étendu la science vétérinaire dans toutes ses parties. Nous nous souvenons des idées lumineuses
qu'a si souvent répandu sur cet objet cet autre
homme dont le nom est cher à la science , &
que la mort a prématurément frappé au milieu
d'une carriere illustrée par de nombreux services.
Flandrin plaçoit au nombre de ses projets les plus
chers , celui de faire disparoître les nombreuses
difficultés dont, par de mauvaises méthodes , on
a environné l'étude de l'anatomie. Il eût porté
dans cette création d'une nouvelle nomenclature,
cet esprit d'ordre & de méthode qui le distinguoit
éminemment : en lui succédant, j'ai regardé comme
un devoir sacré de recueillir & de transmettre tous
les principes que je lui ai entendu développer. Je
me trouve heureux de pouvoir attacher l'autorité
de son nom à l'ouvrage que je publie aujourd'hui.
Il m'a semblé que j'accomplissois un de ses vœux. Je
me suis enhardi dans la méthode à laquelle je me
suis fixé , en pensant qu'elle étoit la sienne. Je
ne me suis pas dissimulé l'étendue de l'engagement
que je prenois en publiant ce premier essai : peut-
être après avoir parcouru les deux tableaux que
j'offre , on présumera que de plus grandes diffi-

____

(1) Le C. CHABERT.

C 4

cultés m'arrêteront dans l'application de ma méthode aux autres parties du corps. J'ose assurer
d'avance qu'il est facile de vaincre ces difficultés , & que le fil de l'analogie ne se rompt pas
un moment dans les mains de l'observateur at-
tentif, qui compare dans toutes ses parties l'organisation des animaux domestiques.

Il suffit de jetter un coup-d'œil sur les nombreuses études que doit embrasser le vétérinaire
pour voir combien il importe de chercher à les
abréger, en leur donnant à-la-fois plus d'étendue
& plus d'ensemble. L'anatomie n'est en quelque
sorte qu'une introduction nécessaire à l'art de
guérir; il existe une longue étude à faire sur toutes
les maladies qui portent le désordre dans cette
machine , dont on a d'abord admiré la structure.
Ici rien ne s'offre plus sous un aspect général ;
les exceptions se multiplient, l'observateur s'étonne
& se décourage à l'aspect de cette multitude de
tristes phénomènes qui désorganisent le jeu ré-
gulier qui plaisoit à l'imagination. Il est dur de
quitter la région des faits pour entrer dans celle
des conjectures; mais l'effet des premieres études,
lorsqu'elles se font dirigées sur des principes sains
& clairs, est de donner plus de force à l'attention,
plus de sagacité aux découvertes, plus de finesse
& de sûreté au coup-d'œil. Le plus grand danger

de l'art de guérir, c'est d'examiner superficiel-
lement. L'ignorance ne fait qu'affirmer ; il lui
en coute moins de pourſuivre l'effet d'une erreur,
que de la reconnoître & de la réparer. Grace au
Gouvernement, nos campagnes ne ſont plus auſſi
ravagées par le charlataniſme, auquel le malheu-
reux agriculteur venoit offrir, comme en victimes,
les animaux qui partagent ſes travaux & forment
ſa richeſſe ;...... j'allois céder au déſir de tracer
le tableau des ſervices que rendent les écoles vétérinaires et de nommer ceux qui concourent à ſes
progrès ; mais je m'arrête, il eſt, dans le bonheur
d'être utile, une jouiſſance que l'éloge n'augmente
pas, & qu'il rend quelquefois moins pure.

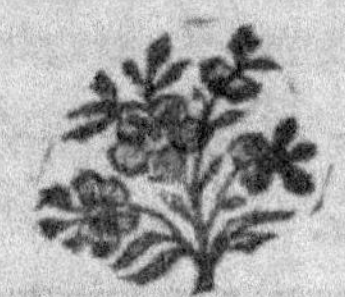

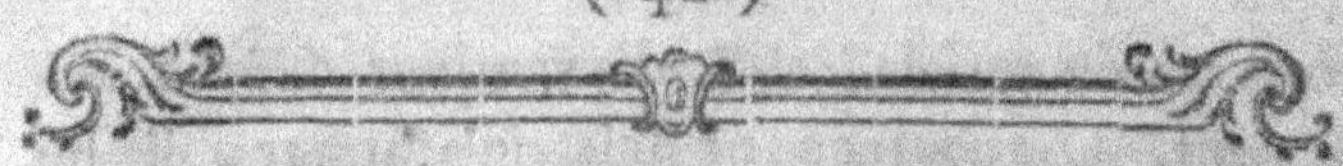

PREMIERE PARTIE.

TABLEAU COMPARATIF

Du Squelete des Animaux domeſtiques les plus eſſentiels à l'Agriculture.

L E ſquelete eſt l'aſſemblage de tous les os d'un même animal, conſervés dans leur intégrité & ſoutenus dans leur poſition naturelle (1); ils compoſent une charpente oſſeuſe qui détermine la forme abſolue du corps, la variété de ſes mouvemens, & ſert de baſe & de ſoutien à toutes les autres parties.

Le nombre des os qui le compoſent, varie dans les différentes claſſes.

---

(1) Ainſi l'étude du ſquelete comprend non-ſeulement la conſidération des os, mais encore celle des cartilages & des ligamens qui forment leurs articulations, & qui les ſoutiennent dans leur poſition.

Cependant pour plus grande préciſion dans ce tableau, nous nous bornons à préſenter ſeulement les diviſions eſſentielles du ſquelete, & l'indication des principales parties que l'on doit remarquer à chaque os.

On compte dans les

    Monodactyles. . . . . . 175 *os.*

    Bidactyles. 172

    Quadridactyles réguliers. . . 242

    Quadridactyles irréguliers. . 231 (1).

Le squelete nous présente deux parties principales, le *tronc*, & les *membres.*

1°. Le *tronc* est ce grand assemblage osseux qui s'étend horisontalement de la tête à la queue. On y observe trois principales cavités, qui renferment les organes essentiels à la vie ; de ces trois cavités splanchniques, l'une est le *crâne*, l'autre le *thorax*, & la troisieme l'*abdomen.*

Les os qui entrent dans la composition du tronc, ne sont pas en même nombre dans tous les animaux. En ne regardant, dans tous, le prolongement coccygien que comme composé d'un seul os nous avons, pour le tronc, dans les

    Monodactyles. . . . . . 99 *os.*

    Bidactyles. 84

    Quadridactyles réguliers. . 88

    Quadridactyles irréguliers. 85

---

(1) Il y a encore plusieurs os relatifs seulement à quelques organes particuliers, ou appartenans exclusivement à certains animaux, mais que nous aurons soin d'indiquer dans les annotations.

2°. Les *Membres* sont au nombre de quatre ; on les nomme communément *extrémités* ; ils supportent le tronc, transportent l'animal d'un endroit a un autre , & servent généralement de point d'appui à toutes les puissances de la loco-motilité.

Le nombre des os qui les composent , varie encore dans les différentes classes. On en trouve
dans les Monodactyles. . . . . . . 76 *os.*

   Bidactyles. 88

   Quadridactyles réguliers. . 154

   Quadridactyles irréguliers. 146

PREMIERE DIVISION.

Du Tronc.

Cette premiere partie du squelete , la plus composée & la plus étendue , se subdivise en trois sections dont l'une antérieure ou la tête, est dite *céphalique* ; l'autre moyenne , qui est la plus considérable est nommée *vertebro-costale* , & la troisieme postérieure, ou le bassin, est appellée *pelvienne.*

PREMIERE SECTION.

De la Tête ou partie Céphalique.

La *tête* dans tous les animaux domestiques est la partie la plus antérieure du corps , attachée à l'extrémité d'un bras de levier que l'on nomme *encolure.*

Sa figure, dans les animaux, est celle d'une pira-
mide renversée, tandis que dans l'homme elle
est sphéroïdale; dans les premiers, elle renferme
les cinq sens, dans l'homme elle n'en contient
que quatre.

On y observe quatre cavités principales, dont
une supérieure dite *cranienne*; des trois inférieures,
deux sont antérieures nommées *nasales* & l'autre
postérieure appellée *buccale*.

On y reconnoit différentes régions, dont une
supérieure qui regarde l'encolure, est dite *occipitale*; antérieurement une *pariétale*; plus bas une
frontale; au-dessous une *sus-nasale*; inférieurement une *labiale*; de chaque côté une *temporale*, une *oculaire*, & une *génale*; postérieurement une *sous-occipitale*; plus bas une *gutturale* &
une *palatine*.

Le plus grand nombre des os qui la composent,
sont applatis, réunis par des articulations osseuses
& serrées; elle est contiguë par une articulation
mobile & ligamenteuse à l'extrémité antérieure de
la partie vertebro-costale.

On la divise en *crâne*, & en *mâchoires*.

ARTICLE PREMIER.

Du Crâne.

Du grec *Cranos*. (Casque.)

Le *crâne* est une boîte osseuse destinée à contenir le cerveau, ſes enveloppes, ſes vaiſſeaux & ſes différentes productions : c'eſt la partie la plus élevée de la tête, celle qui forme ſon articu-lation avec la partie vertebro-coſtale.

Dans l'animal formé, cette cavité ne paroit compoſée que d'une ſeule piece, cependant on y reconnoit ſept os unis enſemble par engrenure.

Ces os ſont un *occipital*, un *pariétal*, deux *tem-poraux*, un *frontal*, un *ſphénoïde*, & un *ethmoïde*.

PARAGRAPHE PREMIER.

De l'Occipital.

Du latin *Occiput*. (Partie poſtérieure de la tête.)

CARACTERES. Os impair, applati, bifacié, épais, irrégulier, prolongé de haut en bas, & de derriere en devant-ſur le ſphénoïde, & formant le ſommet du crâne. Il eſt de quatre pieces dans le jeune âge.

DIVISION. Deux faces, l'une *occipitale*, con-vexe, & l'autre *méningere*, concave.

PARTIES ESSENTIELLES. *Face occipitale.* Une crête tranſverſale qui forme le ſommet de la tête; une protubérance occipitale pour l'implantation des fibres du ligament cervical; deux apophyſes ſty-loïdes; deux condyles ſéparés chacun des apo-physes par une échancrure ſémi-lunaire nommée *ſtylo-condylienne*; un grand trou, ayant de chaque côté une échancrure pour la formation des ouvertures fous-occipitales.

Face méningere. Une fosse pour le cervelet; une sinuosité pour le prolongement cérébral connu vulgairement sous le nom de *moëlle allongée.*

CONNEXIONS. Avec les temporaux, le pariétal, le sphénoïde, & la colonne.

PARTICULARITÉS. Cet os se soude de très-bonne heure, avec les autres os du crâne qui l'entourent, même avant la naissance dans les quadridactyles.

Monodactyles. Les ouvertures fous-occipitales très-dilatées, & le prolongement plus long.

Bidactyles. La crête occipitale ne forme pas, comme dans les autres animaux, le sommet de la tête; il y a de chaque côté presque toujours deux trous condyliens; les ouvertures fous-occipitales font, de même que dans les quadridactyles irréguliers, remplacées par deux grands trous de chaque côté, dont l'un appartient au sphénoïde, & l'autre au temporal; celui du temporal forme, comme dans l'homme, un coude dans l'épaisseur de l'os.

ANNOTATIONS. Dans le bœuf, le frontal étant plus élevé, *l'occipital* est situé plus en arriere; il porte de grands sinus qui se prolongent jusques dans les condyles.

§ II.
Du Pariétal.

Du latin *Paries*. (Muraille.)

CARACTERES. Os impair , applati , bifacié , mince , large , arrondi en dehors , rhomboidal ; il forme les parois antérieures du crâne ; il est de trois pieces dans le jeune âge , chez les monodactyles & les bidactyles , & de deux chez les quadridactyles.

DIVISION. Deux faces , l'une *externe* , & l'autre *interne* ; quatre bords , un *occipital* , un *frontal* , & deux *temporaux*.

PARTIES ESSENTIELLES. *Face externe*. Une crête ; une surface raboteuse.

Face interne. Une fosse divisée également de haut en bas , par une crête dont le sommet forme l'apophyse falciforme.

CONNEXIONS. Avec l'occipital , les temporaux , le sphénoïde , & le frontal.

PARTICULARITÉS. *Bidactyles*. Immédiatement après la naissance , les trois pieces dont il est composé se soudent ensemble & avec les os environnans. Il est prolongé d'un côté à l'autre , a peu de largeur de haut en bas , est situé en arriere du chignon , porte de larges sinus , & l'apophyse falciforme peu saillante.

Quadridactyles réguliers. Très-épais , la crête pariétale double.

Quadridactyles

Quadridactyles irréguliers. Les deux pieces dont cet os est composé, restent très - long - temps séparées.

§. LII.

Du Temporal.

Du latin *Tempus.* (Pour désigner l'âge.)

CARACTERES. Os pair, court, épais, très-irrégulier, & formant les tempes & les fosses temporales, que l'on nomme vulgairement les salieres; cet os forme aussi les parois latérales du crâne, & renferme le sens de l'ouïe; il est de deux pieces dans le jeune âge.

DIVISION. En deux parties, une *écailleuse*, l'autre *tubéreuse*; sur chacune desquelles on observe deux faces, une *externe*, l'autre *interne*.

PARTIES ESSENTIELLES. *Face externe, partie écailleuse.* Une apophyse zygomatique, une portion de fosse pour la fosse temporale, une cavité glénoïdale, une apophyse susglénoïdale.

Face interne. Une portion de fosse pour le cerveau.

Face externe, partie tubéreuse. Une tubérosité mastoïde, un trou prémastoïdien, un conduit auditif externe, un prologement hyoïdien, une apophyse pétrée, à la base de laquelle est le conduit auditif interne.

D

Face interne. Un trou acouſtique , une por- tion de foſſe pour le cervelet , & une crête tranſ- verſale.

Intérieurement. Une cavité tympanique , où ſont renfermés quatre oſſelets dont nous parlerons ail- leurs ; un labyrinthe qui comprend trois canaux ſémi-circulaires , un limaçon à double rampe , & un veſtibule.

CONNEXIONS. Avec l'occipital , le pariétal , le ſphénoïde , le zygomatique , l'os maxillaire & l'os hyoïde.

PARTICULARITÉS. *Monodactyles.* Les deux pie- ces dont cet os eſt compoſé reſtent très-long- temps ſéparées ; les cellules maſtoïdiennes peu dilatées , tandis que dans les autres elles forment en dehors une éminence ronde , groſſe & en forme de poire.

Bidactyles. Le prolongement hyoïdien logé dans une gouttiere profonde.

Quadridactyles réguliers. L'apophyſe pétrée très- peu ſaillante ; la tubéroſité maſtoïde ne formant qu'une très-légere crête , ſans prolongement hyoï- dien , comme dans les *quadridactyles irréguliers.*

§. I V.

Du Frontal.

Du latin *Frons.* (Front.)

CARACTERES. Os impair , applati , bifacié , large ,

rhomboïdal, formant le front, une partie des orbites & des fosses temporales.

DIVISION. Deux faces, une *externe*, l'autre *interne* ; quatre bords, un *pariétal*, un *nasal* & deux *sphénoïdaux*.

PARTIES ESSENTIELLES. *Face externe*. De chaque côté, un trou sourcillier, une apophyse orbitaire, une crête, une portion de fosse pour l'orbite, un trou orbitaire, une fossette trochlée.

Face interne. Deux portions de fosse pour les prolongemens antérieurs des lobes du cerveau, une échancrure ethmoïdale, une crête qui est la continuation de celle du pariétal pour l'attache de la grande méninge, deux sinus séparés par une cloison osseuse.

CONNEXIONS. Avec le pariétal, le sphénoïde, les lachrymaux, les naseaux, l'ethmoïde, & le pont jugal formé par la jonction des apophyses temporale & zygomatique.

PARTICULARITÉS. Les deux pieces dont cet os est composé restent très-long-temps séparées.

Monodactyles. Les trous sourcilliers sont précisément sur le bord de l'orbite, tandis que dans tous les autres ils sont beaucoup plus en dedans, & se continuent inférieurement par une gouttiere.

Bidactyles. Des sinus très-grands, qui se prolongent jusqu'à l'extrémité des racines des cornes.

Quadridactyles irréguliers. Point de trous four-
cilliers fenfibles ; la furface frontale au lieu d'être
applatie, eft au contraire creufée felon fa longueur par une gouttiere. Les apophyfes frontales, de même que dans les *quadridactyles réguliers*,
ne fe prolongent point fur le pont jugal, & n'offrent que des mammelons ifolés.

ANNOTATIONS. Dans le bœuf le frontal eft plus
élevé, c'eft lui qui forme le fommet de la tête ; il
conftitue auffi le chignon, aux deux extrémités duquel font les deux prolongemens que l'on nomme
les racines des cornes.

Dans le mouton le frontal donne auffi naiffance
aux racines des cornes.

§ V.

Du Sphénoïde.

Du grec *Sphenos.* (Coin.)

CARACTERES. Os impair, très - irrégulier, un
peu applati, bifacié, mince fur les parties latérales,
convexe d'arriere en avant ; il fert de bafe aux
autres os du crâne, & forme les parois poftérieu-
res de la boîte offeufe.

Dans le jeune âge il eft de deux pieces qui fe fou-
dent de très-bonne heure, même avant la naiffance.

DIVISION. Deux faces, une *gutturale*, l'autre
méningere.

Parties essentielles. *Face gutturale.* Deux apophyses qui font percées à leur bafe par un trou.

Face méningere. Une foffette fus-fphénoïdale, une foffe optique aux extrémités de laquelle font les deux trous optiques, deux trous fus-fphénoïdaux chacun divifé en deux par une cloifon ligamento-offeufe, deux finus fphénoïdaux, & deux échancrures pour les ouvertures fous-occipitales.

Connexions. Avec l'occipital, les temporaux, le frontal, l'ethmoïde, le vomer, les palatins & les ptérigoïdiens.

Particularités. *Bidactyles.* Apophyfes fphénoïdales très-larges, percées chacune d'un trou qui va s'ouvrir dans la foffette fus-fphénoïdale ; il porte deux trous fous-occipitaux de chaque côté.

Quadridactyles réguliers. Très-épais, très-court, & fans trous fphénoïdaux.

Quadridactyles irréguliers. Les trous fphénoïdaux fe continuent avec les trous fous-occipitaux, & pénétrent dans le crâne.

§. V I.

De l'Ethmoïde.

Du grec *Ethmos.* (Crible.)

Caracteres. Os court, impair, celluleux, très-irrégulier ; il eft le fiége de l'odorat.

D 3

DIVISION. Deux parties , l'une *cérébrale* , l'autre *nafale*.

PARTIES ESSENTIELLES. *Partie cérébrale*. Une crête , une cloifon offeufe fe continuant avec la cloifon cartilagineufe des nafeaux , une multitude de trous pour le paffage des nerfs.

Partie nafale. Des lames très - minces roulées en forme de cornets , formant des cellules qui communiquent toutes entre elles.

CONNEXIONS. Avec le frontal , le fphénoïde , le vomer , & avec la cloifon cartilagineufe des nafeaux.

PARTICULARITÉS. Il fe foude de très - bonne heure , même avant la naiffance , avec ceux qui l'avoifinent ; il eft plus folide dans les *quadridactyles*.

A R T I C L E I I.

Des Mâchoires,

Du latin *Maxillæ*.

Les mâchoires compofent la plus grande partie de la tête ; elles font deftinées effentiellement à la manducation ; elles font au nombre de deux , que l'on divife par rapport à leur forme , leur difpofition , le mode de leur articulation , de leurs mouvemens & de leurs ufages , en mâchoire fupérieure ou immobile , qui eft unie au crâne d'une maniere intime , & que l'on nomme *fincrânienne* , & en *mâchoire proprement dite* qui eft mobile fur le crâne.

I. *De la Mâchoire Supérieure ou Sincrânienne.*

La mâchoire fupérieure ou fincrânienne, qui eft unie au crâne par des articulations ferrées & offeufes, eft compofée de dix - neuf os, dont quatre *fus-maxillaires* ; deux *nafeaux*, deux *lachrymaux*, deux *zygomatiques*, deux *palatins*, deux *ptérigoïdiens*, un *vomer*, & quatre *cornets*.

PARAGRAPHE PREMIER.

Des Sus-Maxillaires.

Du latin *Maxillæ.*

On nomme fus - maxillaires de grands os qui forment la bafe de la mâchoire & autour defquels tiennent & font unis tous les autres os qui appartiennent à cette même mâchoire. Ces os font au nombre de quatre ; deux gros, épais, portent les dents molaires, tandis que les deux autres petits, font réunis à l'extrémité des grands comme en appendice, forment la bafe de la levre fupérieure & portent les dents incifives quand il y en a.

On les divife en deux grands *fus-maxillaires*, & en deux petits *fus-maxillaires*.

1°. Du grand Sus-Maxillaire.

CARACTERES. Os pair, épais, gros, court & trèsirrégulier, bifacié ; il forme effentiellement la bafe de la mâchoire fincrânienne, conftitue auffi

la bafe du palais , & des cavités nafales , & porte
les dents molaires.

DIVISION. Trois faces , une *génale* , une *nafale* ,
& l'autre *palatine.*

PARTIES ESSENTIELLES. *Face génale.* Une épine,
un trou qui eft l'orifice du conduit fus-maxillaire ,
un bord alvéolaire & fix alvéoles.

Face nafale. Une portion de conduit lachrymal ;
une fente en forme de bec de flûte qui établit la
communication des finus de la tête , avec les cavités
nafales du même côté ; de grands finus.

Face palatine. Un conduit palatin , un bord
alvéolaire moins élevé que l'externe.

CONNEXIONS. Enfemble , avec le petit fus-maxillaire , le nafal , le lachrymal , le zygomatique ,
le palatin , le vomer , la cloifon cartilagineufe des
nafeaux , & les dents molaires.

PARTICULARITÉS. *Monodactyles.* Près de la derniere dent molaire eft une tubérofité affez groffe ,
où s'implante une partie du mufcle fphéno-maxil-
laire ; crête maxillaire très-prononcée.

Bidactyles. Crête maxillaire peu faillante , ainfi
que dans les *quadridactyles irréguliers.*

2°. *Du petit Sus-Maxillaire.*

CARACTERES. Os pair , petit , très - irrégulier ;
il forme avec le prolongement du nafal , l'orifice
externe de la cavité nafale du même côté.

DIVISION. Deux faces , une *labiale* , l'autre *palatine*.

PARTIES ESSENTIELLES. *Face labiale*. Elle eſt ſéparée de l'autre par un bord pourvu d'alvéoles ; vers la réunion de ce bord avec celui du grand ſus-maxillaire eſt une autre avéole pour le crochet, qui ſe trouve iſolé des autres dents , ſur-tout dans les monodactyles où l'eſpace du crochet à la premiere molaire , eſt dit *grand eſpace interdentaire* , & du crochet à la derniere inciſive , *petit eſpace interdentaire*. Dans les bidactyles , comme il n'y a ni dents inciſives, ni crochet, ce bord au lieu d'être alvéolé , eſt raboteux & épais.

Cette même face labiale préſente un prolongement dont le bord externe eſt arrondi & qui va s'unir avec le naſal , en ſe prolongeant ſur le bord antérieur du grand ſus-maxillaire.

Face palatine. Un autre prolongement très-mince , va s'unir avec la face palatine du grand ſus-maxillaire pour terminer cette même face , ce prolongement laiſſe ſur ſon côté externe une fente , & à ſa baſe un trou que l'on nomme inciſif.

CONNEXIONS. Enſemble , avec le grand ſus-maxillaire & le naſal.

PARTICULARITÉS. *Monodactyles*. Dans les femelles il n'y a point de crochets , celles qui en ſont pourvues ſe nomment *bréhaines*. Ces os ſe ſoudent

de bonne-heure enfemble & avec les grands fus-
maxillaires & les nafeaux.

Bidactyles. Ces os reftent féparés & font mobiles toute la vie ; ils font auffi plus petits , vu
qu'ils n'ont point d'alvéoles ; vers leur union ils
font très-écartés l'un de l'autre, de forte qu'il n'y
a point de trou incifif.

Quadridactyles. Il y a de chaque côté entre les
crochets deux efpaces interdentaires, mais très-
petits.

§ 1 I.

Du Nafal.

Du latin *Nafus.* (Nez.)

CARACTERES. Os pair , applati, bifacié, mince,
allongé de haut en bas ; il forme les parois fupérieures des cavités nafales.

DIVISION. Deux faces , une *externe* , l'autre
interne ; deux bords , un *maxillai e* , un *nafal* ;
deux extrémités , une *frontale* , l'autre *labiale.*

PARTIES ESSENTIELLES. *Face interne.* Une crête
longitudinale qui eft reçue dans le bord fupérieur
de la cloifon cartilagineufe des nafeaux.

Extrémité labiale. Un prolongement.

CONNEXIONS. Enfemble , avec le frontal , le
lachrymal, les fus-maxillaires, & la cloifon cartilagineufe des nafeaux.

Particularités. Ces os se soudent très-tard ensemble.

Monodactyles. On y trouve des sinus ; ces os sont très - prolongés , pyramiformes, la base supérieure.

Bidactyles. Le prolongement nasal est double pour chaque os ; ils ne font jamais fixés intimement , & restent mobiles toute la vie.

Quadridactyles réguliers. Ces os font au nombre de trois, dont un impair, court, épais, que l'on nomme l'*os du boutoir.*

Quadridactyles irréguliers. Le prolongement nasal de chaque os se fait en dehors & sur les petits sus-maxillaires , ils vont en augmentant de largeur de leur extrémité supérieure à leur extrémité inférieure, & portent une gouttiere dans leur longueur, qui est la continuation de celle qui divise le frontal.

§. III.

Du Lachrymal.

Du latin *Lachryma.* (Larme.)

Caracteres. Os pair , mince , irrégulier , formant l'angle lachrymal.

Division. Deux faces , une *externe* , l'autre *interne.*

Parties essentielles. *Face externe.* Une fosse ,

un conduit, une foſſette pour l'implantation du muſcle petit oblique de l'œil.

Face interne. Des portions de ſinus.

CONNEXIONS. Avec le frontal, le naſal, le grand ſus-maxillaire, & le zygomatique.

PARTICULARITÉS. *Monodactyles.* Petite apophyſe lachrymale près du bord orbitaire.

Quadridactyles réguliers. Une foſſe lachrymale très-profonde; le conduit lachrymal ayant deux orifices qui s'ouvrent hors de l'orbite; à côté du bord orbitaire, près de ces trous eſt une crête lachrymale ſaillante.

Quadridactyles irréguliers. Très-petits.

§. I V.
Du Zygomatique.
Du grec *Zugos.* (Joug.)

CARACTERES. Os pair, court, épais, trapézoïdal un peu allongé; il termine inférieurement le pont-jugal.

DIVISION. Deux faces, une *orbitaire*, l'autre *génale.*

PARTIES ESSENTIELLES. *Face orbitaire.* Une portion de foſſe orbitaire.

Face génale. Une crête & un prolongement.

CONNEXIONS. Avec l'apophyſe zygomatique du temporal, le grand ſus-maxillaire & le lachrymal.

PARTICULARITÉS. *Bidactyles*. Le prolongement est double.

§. V.
Du Palatin.

Du latin *Palatum*. (Palais.)

CARACTERES. Os pair, mince, très-irrégulier, formant l'ouverture postérieure des cavités nasales.

DIVISION. Deux faces, l'une *nasale*, l'autre *gutturale*.

PARTIES ESSENTIELLES. Un conduit, une apophyse, un trou, & des sinus.

CONNEXIONS. Ensemble, avec le grand sus-maxillaire, le sphénoïde, le vomer, & le ptérigoïdien.

PARTICULARITÉS. *Monodactyles*. Très-étroit. *Bidactyles*. Très-large.

§. V I.
Du Ptérigoïdien.

Du grec *Ptérigion*. (Aile.)

CARACTERES. Os pair, petit, mince, un peu allongé, & irrégulier; il forme la coulisse par où glisse le muscle pétro-palatin.

DIVISION. Deux extrémités, l'une *gutturale*, & l'autre *sphénoïdale*.

PARTIES ESSENTIELLES. Une apophyse, à l'extrémité de laquelle est une coulisse.

CONNEXIONS. Avec le palatin & le sphénoïde.

PARTICULARITÉS. *Monodactyles.* Long & étroit.

§. V I I.

Du Vomer.

Du latin *Vomer.* (Soc.)

CARACTERES. Os impair, mince, plat, allongé, foutenant la cloifon cartilagineufe des nafeaux.

DIVISION. Deux faces *latérales* ; deux extrémités, l'une *sphénoïdale*, l'autre *nafale* ; deux bords, l'un *nafal*, l'autre *maxillaire*.

PARTIES ESSENTIELLES. Une gouttiere profonde tout le long du bord nafal, pour loger la cloifon cartilagineufe des nafeaux.

CONNEXIONS. Avec cette cloifon, les grands fus-maxillaires, les palatins & le sphénoïde.

PARTICULARITÉS. *Monodactyles.* Son extrémité sphénoïdale terminée en oreille de chat.

Bidactyles. Extrémité sphénoïdale terminée par un prolongement.

Quadridactyles irréguliers. Applati de devant en arriere, dans fa moitié fupérieure ; mais fa face gutturale divifée par une crête.

§. V I I I.

Des Cornets.

Du latin *Cornu.* (Qui reffemble à une Corne.)

CARACTERES. Os quadruples, cribleux, roulés

en cornets , & deſtinés à donner plus d'étendue à la membrane pituitaire.

DIVISION. En deux grands, dits *ſous-ethmoïdaux*, & deux petits nommés *maxillaires*.

PARTIES ESSENTIELLES. Deux extrémités , dont une ethmoïdale qui en forme la baſe , l'autre inférieure qui ſe termine par un prolongement , que l'on nomme appendice ; des cavités formées par des lames denteliformes , & que l'on nomme ſinus des cornets.

CONNEXIONS. Les deux ſous-ethmoïdaux tiennent à l'os ethmoïde, dont ils paroiſſent être un appendice, & s'articulent avec les naſeaux , & les grands ſus-maxillaires.

Les deux maxillaires ont leur baſe au-deſſous de l'entrée des ſinus , & ſont attachés aux grands os ſus-maxillaires.

PARTICULARITÉS. *Bidactyles* & *quadridactyles*. Les lames qui compoſent ces os ſont plus étendues, & par conſéquent plus repliées.

II. *De la Mâchoire proprement dite.*

La mâchoire , vulgairement nommée mâchoire poſtérieure ou inférieure , & par un anatomiſte moderne *mâchoire diacrânienne*, eſt contiguë au crâne par charniere imparfaite.

Elle eſt compoſée d'un ſeul os , que l'on nomme *maxillaire*.

(64)

Du Maxillaire.

Du latin *Maxilla*. (Mâchoire.)

CARACTERES. Os impair, plat, épais, bifurqué ; de deux pieces dans le jeune âge.

DIVISION. En deux branches, dont chacune offre deux faces, l'une *gloffale*, l'autre *génale* ; deux bords, l'un *alvéolaire*, l'autre *maxillaire* ; deux extrémités, l'une *crânienne*, l'autre *labiale*.

PARTIES ESSENTIELLES. *Face gloffale*. Une furface génienne, une ligne milienne.

Bord alvéolaire. Des cavités pour recevoir les dents.

Bord maxillaire. Une groffe tubérofité.

Extrémité crânienne. Une apophyfe coronoïde, un condyle, & une échancrure corono-condylienne.

CONNEXIONS. Avec le crâne dans la cavité glénoïdale du temporal, & avec les dents.

PARTICULARITÉS. *Monodactyles*. Les efpaces interdentaires font toujours en rapport avec ceux de la mâchoire fincrânienne ; les deux pieces fe réuniffent de très-bonne heure, & prefque immédiatement après la naiffance.

Bydactyles. Cet os eft toujours divifé en deux pieces ; il eft moins large ; on compte une efpace interdentaire de chaque côté, & huit alvéoles pour huit dents incifives.

Quadridactyles. Les deux pieces dont cet os eft compofé,

compofé, ne fe réuniffent pas auffitôt que dans les monodactyles.

ANNOTATIONS. Outre les os qui entrent dans la compofition de la tête, & que je viens de faire connoître, on en trouve encore un affez grand nombre qui appartiennent à quelques organes particuliers, tels font :

1°. Plufieurs *dents* dont le nombre n'eft pas le même dans toutes les claffes ; on en compte dans les :

Monodactyles. Quarante, dont vingt pour chaque mâchoire, & que l'on fubdivife en.	12 molaires. 2 crochets, manquans dans la plupart des femelles. 6 incifives.
Bidactyles. Trente - deux, dont douze pour la mâchoire fincrânienne, & vingt pour la mâchoire mobile, fubdivifées en	12 molaires. 8 incifives.
Quadridactyles. De quarante à quarante-quatre, la moitié pour chaque mâchoire, fubdivifées en . . .	12 à 14 molaires (1). 2 crochets. 6 incifives.

______

(1) Il eft cependant des exceptions dans les *quadridactyles irréguliers*, car je n'ai jamais trouvé dans le chat que 6 à 7 molaires pour chaque mâchoire.

E

2°. Plufieurs os fitués à la bafe de la langue, attachés les uns aux autres , dont l'enfemble eft nommé par les anatomiftes *os hyoïde* , lefquels cependant font bien féparés , & reftent toujôurs mobiles les uns fur les autres ; ils font au nombre de cinq dans les monodactyles , & de fept dans les bidactyles & dans les quadridactyles.

De tous ces os un feul eft impair , nous lui laifferons le nom d'*os hyoïde* ; les autres font pairs , nous les appellerons les *kératoïdes* , diftingués en *grands* & *petits kératoïdes.*

3°. On compte encore huit offelets renfermés dans les cavités tympaniques , quatre dans chacune ; on les nomme le *marteau* , l'*enclume* , l'*orbiculaire* & l'*étrier.*

DEUXIEME SECTION.
De la partie Vertébro-coftale.

Cette partie ainfi nommée en raifon de fa compofition eft le centre du fquelete ; elle eft formée de plufieurs os dont la plupart courts , épais, font placés les uns à la fuite des autres & réunis par une fubftance ligamento-cartilagineufe , tandis que d'autres , en forme d'arc , compofent une efpèce de cage conoïde , & font attachés par des ligaments ; les mouvements de toutes ces pieces offeufes ont peu d'étendue : on divife cette partie en raifon de fes différentes formes en *colonne* & en *thorax.*

ARTICLE PREMIER.

De la Colonne.

Appellée par quelques modernes *rachis*, & nommée plus communément *épine*, *colonne épiniere*, ou *colonne vertébrale*, c'est une espece de tige prolongée depuis la tête jusqu'au baffin, courbée en sens contraire suivant son plan horisontal, pourvue d'éminences sur ses faces, percée dans toute sa longueur d'un canal par où passe la moëlle épiniere, & portant sur ses côtés des trous pour le passage des nerfs.

Cette partie forme la base de l'encolure, du dos & des lombes; on la divise en trois *régions*, la premiere est dite *région du cou*, la deuxieme *région du dos*, & la troisieme *région des lombes*.

Elle est formée par la réunion de plusieurs os courts, épais, celluleux, spongieux, & irréguliers; on les nomme *vertebres*, du latin *vertere*, leur nombre varie dans les différentes classes.

On en compte dans les:

Monodactyles. . . . . . . 31.
Bidactyles. . . . . 26.
Quadridactyles. . . . . . . 27.

On les distingue par les noms numériques de premier, deuxieme, troisieme, &c. en les comptant de la tête au baffin; on les divise aussi par rapport à la région qu'ils occupent, en *vertebres du cou*, *du dos* & *des lombes*.

Toutes ces vertebres ont de commun entre elles un corps, qui en est la base, une apophyse épineuse, deux apophyses transverses, quatre apophyses articulaires, une crête qui divise la face inférieure en deux, une tête & une cavité articulaire, un grand trou pour la formation du canal vertébral, quatre échancrures, deux antérieures & deux postérieures, d'où résultent les trous inter-vertébraux.

1°. *De la Région du Cou.*

Du latin *Collum.*

Cette partie de la colonne se porte de la tête au thorax ; on y reconnoît deux faces, une *cervicale*, hérissée d'aspérités, l'autre *antérieure trachélienne*, légérement applatie, & sur laquelle passe la trachée artere.

On compte dans tous les animaux sept vertebres du cou.

PARAGRAPHE PREMIER.

Des Vertebres du Cou.

CARACTERES. Ces vertebres différent des autres en ce qu'elles sont plus longues, leurs apophyses épineuses peu saillantes, les transverses percées chacune d'un trou & divisées en deux, la crête plus saillante.

DIVISION. Outre les noms numériques de premiere , deuxieme, troisieme , &c.; les deux premieres vertebres , en raison de leur forme & du mode de leur articulation , ont reçu des noms particuliers. La premiere est dite *atloïde*, & la deuxieme *axoïde*.

Les articulations de ces deux vertebres sont ligamenteuses.

PARTIES ESSENTIELLES. Leurs apophyses transverses sont nommées trachéliennes , parce qu'elles bordent de chaque côté la face de ce nom.

CONNEXIONS. Ensemble , avec la tête , la région dorsale & les deux premieres côtes.

PARTICULARITÉS. *Quadridactyles réguliers.* Plus courtes & presqu'applaties de devant en arriere : les dernieres apophyses trachéliennes sont larges & se chevauchent.

Quadridactyles irréguliers. Les apophyses épineuses sont , de même que dans les précédens, plus élevées.

2°. *De la Région du Dos.*

Du latin *Dorsum.*

Cette portion de la colonne soutient les côtes, forme une partie du thorax , & est courbée de maniere que sa convexité est supérieure. On y distingue deux faces ; la supérieure portant de longues éminences, eſt dite *dorſale* ; l'inférieure, plus ou moins arrondie , eſt nommée *ſous-dorſale*.

Elle eſt compoſée dans les :

Monodactyles , de . . . . . 18 vertebres.
Bidactyles. 13
Quadridactyles réguliers. . . 14
Quadridactyles irréguliers. . 13

§. I I.

Des Vertebres du Dos.

CARACTERES. Les apophyſes épineuſes ſont très-longues , & ſe terminent par une tubéroſité ; les tranſverſes portent une facette articulaire ; ces os ont de plus quatre demi-facettes, deux antérieures & deux poſtérieures , de la rencontre deſquelles réſulte de chaque côté une cavité articulaire deſtinée à recevoir une côte.

DIVISION. Seulement par les noms numériques.

PARTIES ESSENTIELLES. Les apophyſes épineuſes des trois ou quatre premieres , ſont les plus élevées , & forment le ſommet du dos , que l'on nomme communément le *garrot* dans les monodactyles & dans les bidactyles.

CONNEXIONS. Enſemble , avec la région cervicale , la région lombaire , & toutes les côtes.

PARTICULARITÉS. Dans les *quadridactyles irréguliers* , les apophyſes dorſales ſont très-écartées l'une de l'autre.

3°. *De la Région des Lombes.*

Du latin *Lumbi.*

Cette troisieme partie de la colonne réunit le thorax au baffin, forme les lombes, ou vulgairement les reins ; elle conftitue la partie fupérieure de la cavité de l'abdomen : on y reconnoît deux faces, l'une fupérieure, dite *lombaire* ; l'autre inférieure, nommée *fous-lombaire.*

Les vertebres qui la compofent font dans les :

Monodactyles. . . . . ⎫
Bidactyles. . . . . . ⎬ au nombre de 6.
Quadridactyles réguliers. ⎭
Quadridactyles irréguliers. . . . . . 7.

§. I I I.

Des Vertebres des Lombes.

CARACTERES. Les apophyfes épineufes font femblables à celles des dernieres vertebres du dos ; les tranfverfes font longues, applaties de deffus en deffous, & bordent les flancs.

DIVISION. Comme dans les vertebres du dos, uniquement par les noms numériques, en les comptant toujours de devant en arriere.

CONNEXIONS. Enfemble, avec la derniere vertebre du dos & l'os facrum.

PARTICULARITÉS. *Monodactyles.* Les deux dernieres font toujours foudées.

Bidactyles. Les apophyses transverses se terminent en fourche.

Quadridactyles irréguliers. Ces mêmes apophyses transverses sont inclinées & pliées de derriere en devant & de haut en bas ; elles sont aussi plus épaisses.

ARTICLE II.

Du Thorax.

Du grec *Thorax.* (Poitrine).

C'est une espece de cage osseuse, conoïde, applatie sur les côtés, supportée par les membres thorachiques, & destinée à contenir deux organes essentiels à la vie, le poumon, & le cœur.

Cette grande cavité splanchnique comprend plusieurs régions en raison des os qui la composent ; car elle est formée supérieurement par les vertebres du dos, inférieurement par le sternum, & latéralement par les côtes, dont le nombre est dans les :

Monodactyles, de . . 36. }
Bidactyles. . . . . . 26. } Partagées par
Quadridactyles réguliers. . 28. } moitié, de chaque côté.
Quadridactyles irréguliers. 26. }

PARAGRAPHE PREMIER.

Des Côtes.

Du latin *Costæ.*

CARACTERES. Os allongés, légérement applatis,

contournés en forme d'arc, attachés aux vertebres du dos, & formant les parties latérales du thorax.

DIVISION. Par moitié en côtes droites & en côtes gauches, diftinguées par les noms numériques de premiere, deuxieme, &c. en procédant de devant en arriere : on les diftingue auffi en celles qui aboutiffent au fternum, & que l'on nomme *fternales*, & en celles qui n'y aboutiffent point, & que l'on appelle *afternales*.

Les Monodactyles, fur 18, en ont { 9 fternales.
{ 9 afternales.

Bidactyles . . . . . . 13, { 8 ft.
{ 5 aft.

Quadridactyles réguliers . 14, { 6 ft.
{ 8 aft.

Quadridactyles irrégul. . 13, { 9 ft.
{ 4 aft.

On remarque à chaque côte deux extrémités, une *dorfale*, l'autre *fternale* ; deux faces, l'une *interne*, l'autre *externe* ; deux bords, l'un *antérieur*, l'autre *poftérieur*.

PARTIES ESSENTIELLES. *Extrémité dorfale.* Une tête formée par deux facettes, une tubérofité fur laquelle eft une facette articulaire, & une échancrure qui fépare la tête de la tubérofité.

Face interne, bord poftérieur. Une fciffure pour le paffage des vaiffeaux & des nerfs intercoftaux.

CONNEXIONS. Avec les vertebres du dos, la derniere du cou, & leurs propres cartilages.

PARTICULARITÉS. *Quadridactyles irréguliers.* Moins larges, presque rondes ; les cartilages des sternales sont plus longs & plus écartés les uns des autres que dans toutes les autres classes.

§. I I.

Du Sternum.

CARACTERES. Os impair, long, spongieux, mi-osseux & mi - cartilagineux, réunissant les côtes sternales, & composant les parois inférieures du thorax.

DIVISION. Deux faces, l'une *externe* l'autre *interne* ; deux extrémités, l'une *cervicale*, l'autre *abdominale* ; deux *bords latéraux.*

PARTIES ESSENTIELLES. A chaque extrémité, un prolongement.

Sur chaque bord, des cavités articulaires pour les cartilages des côtes sternales.

CONNEXIONS. Avec les cartilages des côtes sternales.

PARTICULARITÉS. *Monodactyles.* Cet os est applati d'un côté à l'autre sur ses deux tiers antérieurs ; la face inférieure est divisée selon sa longueur par un bord raboteux, connu dans le cheval sous le nom de bord tranchant du sternum ; le prolongement cervical est courbé en haut comme la carêne d'un vaisseau.

Bidactyles. Cet os est de deux pieces articulées & contiguës l'une avec l'autre au moyen d'un ligament capsulaire lâche ; cette division a lieu entre la premiere & la seconde côte ; le prolongement cervical au lieu de s'avancer au-delà du thorax, se replie exactement entre les deux premieres côtes.

TROISIEME SECTION.

Du Bassin ou partie Pelvienne.

Le bassin est cette partie du squelete supportée par les membres de derriere ou abdominaux, qui termine le corps de l'animal & concourt à former la grande cavité abdominale où sont contenus les organes urinaires & génitaux ; il est composé de quatre os, deux grands, pairs, connus sous le nom de *coxaux*, un *sacrum* & un *coccyx*.

Tous ces os sont articulés ensemble de maniere qu'ils forment une grande cavité que l'on nomme *pelvienne*.

PARAGRAPHE PREMIER.

Du Coxal.

Du latin *Coxa*. (La Hanche.)

CARACTERES. Os pair, applati, large, évasé antérieurement ; formant les parois latérales & inférieures de la cavité pelvienne ; conſtituant la croupe, la hanche & la feſſe ; de trois pieces dans les jeunes ſujets, connues ſous les noms d'*ilium*, d'*iſchion* & de *pubis*.

DIVISION. Deux faces, l'une *externe*, l'autre *interne* ; trois régions principales, l'une *iliale* d'une forme triangulaire, l'autre *iſchiale*, la troiſieme *pubienne* ; chacune de ces régions comprend l'étendue de chaque piece oſſeuſe.

PARTIES ESSENTIELLES. *Région iliale.* Trois bords, un lombaire, un externe & un interne nommé ſciatique ; deux groſſes tubéroſités, l'externe forme la pointe de la hanche, l'interne forme le ſommet de la croupe ; une cavité cotyloïdale ; une ſurface iliaque.

Région iſchiale. Une tubéroſité pour le ſommet de la feſſe & une crête.

Région pubienne. Un trou ſous-pubien, un bord abdominal, une ſymphyſe & une ſinuoſité.

CONNEXIONS. Enſemble, avec le fémur & avec le ſacrum.

PARTICULARITÉS. *Quadridactyles.* Moins large & plus prolongé en avant.

§. II.

Du Sacrum.

CARACTERES. Os impair, bifacié, allongé,

trapézoïdal, très-irrégulier, formant les parrois supérieures de la cavité pelvienne, partageant également la croupe, & faisant continuité avec la colonne ; de plusieurs pieces dans le jeune sujet , ces
pieces ayant la forme de vertebres.

DIVISION. Deux faces , une *supérieure* , l'autre
inférieure ; deux extrémités , une *lombaire* , l'autre
coccygiene.

PARTIES ESSENTIELLES. *Face supérieure.* Une
rangée d'aspérités à la base de laquelle sont cinq
trous de chaque côté.

Face inférieure. Cinq autres trous , aussi de
chaque côté , qui sont le résultat de la division
de ceux qui s'ouvrent à la face supérieure.

Extrémité lombaire. Trois facettes pour l'articulation avec la derniere vertebre des lombes , deux
autres pour l'articulation avec les coxaux.

Extrémité coccygiene. Une facette pour s'articuler avec le prolongement coccygien.

Cet os a dans son épaisseur un conduit qui est
une continuation du canal vertébral.

CONNEXIONS. Au moyen d'une substance liga-
mento-cartilagineuse , avec la derniere vertebre
des lombes , les coxaux & le coccyx.

PARTICULARITÉS. *Bidactyles.* Courbé , sa convexité étant supérieure.

Quadridactyles irréguliers. La rangée épineuse
peu saillante.

§. III.

Du Coccyx.

Du grec *Coccyx*. (Coucou).

L'on comprend sous cette dénomination , un assemblage de plusieurs pieces osseuses , apposées à l'extrémité du sacrum , articulées les unes à la suite des autres , lesquelles par leur forme extérieure ont quelque ressemblance avec les vertebres , vont toujours en décroissant , & forment la base de la queue de l'animal ; chacune de ces pieces osseuses est désignée sous le nom d'os coccygien ; leur nombre n'est constant dans aucun animal & peut s'estimer de quatorze à vingt-quatre ; nous comprendrons tous ces os sous le terme générique de *coccyx* , ou *prolongement coccygien*.

ANNOTATIONS. Outre les os du bassin dont nous venons de parler , on trouve dans le chien , un petit os long , impair , qui forme le corps du *pénis*.

DEUXIEME DIVISION.

Des Membres.

Les membres sont au nombre de quatre ; on les distingue par leur forme & par leur position , en *membres thorachiques* ou *antérieurs* , & *membres abdominaux* ou *postérieurs*.

PREMIERE SECTION.

Des Membres Thorachiques ou *Antérieurs.*

Ainsi nommés en raison de leur position & appellés communément *extrémités antérieures* ; ils sont au nombre de deux, appliqués sur le thorax, l'un à droite, l'autre à gauche ; chaque membre est composé de plusieurs os unis par des articulations lâches & ligamenteuses ; leur nombre est dans les :

Monodactyles, de . . . . . 19.
Bidactyles. . . . . 22.
Quadridactyles. . . . . . 38.

On divise chaque membre, en quatre parties distinctes par leur forme, le mode de leur articulation & le degré de leur mobilité, savoir : *l'épaule,* le *bras,* l'*avant-bras* & le *pied.*

ARTICLE PREMIER.

De l'Epaule.

L'épaule est appliquée sur le thorax, & est formé d'un seul os que l'on nomme *scapulum.*

PARAGRAPHE PREMIER.

Du Scapulum ou *Omoplate.*

Du latin *Scapula,* ou *Os scapulæ.*

CARACTERES. Os applati, large, bifacié, allongé de haut en bas , trapézoïdal , posé sur le thorax dans une direction oblique de haut en bas & de derriere en devant , articulé avec l'os du bras par genou.

DIVISION. Deux faces , une *fus-fcapulaire* , l'autre *fous-fcapulaire* ; deux extrémités , l'une *dorfale*, l'autre *humérale* ; deux bords , l'un *antérieur* , l'autre *poftérieur* ; trois angles , deux *fupérieurs* , l'un *cervical*, l'autre *dorfal*, & un inférieur *huméral*.

PARTIES ESSENTIELLES. *Face fus-fcapulaire.* Une apophyfe acromioïde , portant une tubérofité , & un prolongement cervical dans quelques-uns ; deux foffes , l'une fus-acromienne , l'autre fous-acromienne.

Face fous-fcapulaire. Une foffe , des empreintes mufculaires.

Extrémité dorfale. Un cartilage , qui eft très-court dans les quadridactyles irréguliers.

Extrémité humérale. Une cavité glénoïdale échancrée du côté interne pour donner paffage à la fynovie , qui va fe loger dans les marges articulaires , lors des diverfes mouvemens ; une tubérofité coracoïde , qui comprend un prolongement & une bafe.

Angles fupérieurs. Chacun une tubérofité.

CONNEXIONS. Sur le thorax & avec l'humerus.

PARTICULARITÉS. *Monodactyles & quadridac-*
tyles

tyles réguliers. L'acromioïde sans prolongement cervical ; dans les derniers, sa tubérosité est longue, large & couchée en arriere.

Bidactyles & quadridactyles irréguliers. L'acromioïde avec un prolongement cervical.

Dans le chat, ce prolongement porte une apophyse longue, plate & couchée en arriere.

ANNOTATIONS. Dans les quadridactyles irréguliers, outre le scapulum, on trouve un petit os claviculaire placé au milieu des muscles, sous le mastoïdo-huméral, & posé obliquement entre l'extrémité humérale du scapulum & le prolongement cervical du sternum ; il est attaché à ces deux dernieres parties par un ligament.

Cet osselet est moins long & plus large dans le chien que dans le chat.

ARTICLE II.

Du Bras.

Le bras est attaché supérieurement à l'épaule, & inférieurement à l'avant-bras ; il est formé d'un seul os très-fort que l'on nomme *humerus.*

§. II.

De l'Humerus.

Du latin *Humerus*, (qui porte comme une Console.)

CARACTÈRES. Os long, cylindroïde, paroissant

comme tordu sur lui-même ; sa direction étant opposée à celle du scapulum, & sa position oblique,
de devant en arriere.

DIVISION. Deux extrémités, une *supérieure*,
dite *scapulaire*, l'autre *inférieure*, nommée *cubitale* ;
une partie moyenne qu'on nomme *corps*.

PARTIES ESSENTIELLES. *Extrémité scapulaire*.
Une tête articulaire ; deux tubérosités, une externe
nommée *trochiter*, qui comprend un sommet &
une convexité ; l'autre interne appellée *trochin* ; une
coulisse séparant ces deux éminences.

Extrémité cubitale. Un condyle ; une double
trochlée ; deux tubérosités, une externe dite *épitrochlée*, l'autre interne nommée *épicondyle*.

Partie moyenne ou corps. Une gouttière contournée obliquement ; deux tubérosités, une externe
l'autre interne.

CONNEXIONS. Avec le scapulum, pour former
la pointe de l'épaule, & avec le cubitus.

PARTICULARITÉS. *Monodactyles*. La coulisse
qui sépare les deux éminences est double ; la tubérosité externe du corps est très-grosse.

Quadridactyles réguliers. Le sommet du trochiter
bien séparé de sa convexité.

Quadridactyles irréguliers. Le sommet du trochiter peu séparé de sa convexité.

ARTICLE III.

De l'Avant-Bras.

L'avant-bras est la troisieme division du membre thorachique ; il est situé entre le bras & la partie supérieure du pied , & formé d'un seul os que l'on nomme *cubitus.*

§. III.

Du Cubitus.

Du latin *Cubitus.* (Coude.)

CARACTÈRES. Os long , un peu courbé antérieurement dans sa longueur , légérement applati dans le même sens , bifacié , de deux pieces dans le jeune âge.

DIVISION. Deux extrémités , une *humérale* , l'autre *carpienne* , & un *corps.*

PARTIES ESSENTIELLES. *Extrémité humérale.* Une double trochlée articulaire , une grosse tubérosité appellée *olécrâne.*

Extrémité carpienne. Deux tubérosités , une externe , pourvue d'une petite coulisse , l'autre interne.

Corps. Deux faces , une antérieure lisse & polie , l'autre postérieure , applatie & raboteuse.

CONNEXIONS. Avec l'humerus , pour former la jointure du bras , & avec le carpe.

PARTICULARITÉS. Dans l'homme , l'avant-bras

est formé de deux os, l'un que l'on appelle *radius*, & l'autre, le plus long, nommé *cubitus*. Ces deux os dans quelques animaux se réunissent & se confondent presqu'entièrement ; le cubitus s'efface, & ce qui en reste tient comme en appendice à l'os principal qui répond toujours au radius ; dans quelques autres, ces deux os sont à peu près comme dans l'homme, à l'exception que le radius ne tourne que peu ou presque point. Cette différence est en raison directe de celle du pied des animaux d'avec les mains de l'homme ; ainsi les quadridactyles irréguliers étant de tous les animaux domestiques, ceux dont la forme du pied approche le plus de celle de la main de l'homme ; l'avant-bras est composé d'un cubitus & d'un radius parfaits ; dans le chien, le radius ne tourne point comme dans le chat, & ces deux os ne se réunissent jamais.

Quadridactyles réguliers. Avant-bras de même, composé de deux os, qui sont toujours séparés ; mais le cubitus commence à s'applatir & à diminuer de volume.

Bidactyles. Cubitus imparfait ; ce n'est plus qu'un petit os grêle, qui se prolonge jusques sur le carpe, & qui est soudé avec le radius.

Monodactyles. Cubitus encore plus imparfait que dans les précédens, attaché comme en appendice à la partie poftérieure latérale externe du radius, ne fe prolongeant point fur le carpe, fe terminant infenfiblement en ftilet, toujours foudé avec le radius.

ANNOTATIONS. Quoique depuis long-temps nous nous foyons apperçu que le radius eft l'os principal, tandis que le cubitus s'efface & fe confond avec lui pour ne former qu'un feul os dont eft compofé l'avant-bras des grands animaux domefti- ques, nous avons toujours jugé plus convenable de conferver à ce feul os le nom de cubitus, quoi- qu'il dut avoir celui de radius, parce que, d'une part, ce terme de cubitus eft généralement reçu par les vétérinaires, & que de l'autre, il exprime mieux la difpofition & le mode des mouvemens de l'avant-bras des animaux.

A R T I C L E I V.

Du Pied.

Du latin *Pes.*

Cette quatrieme divifion du membre thorachi- que, correfpond à la main de l'homme; fa com- pofition eft effentiellement la même; elle n'en dif- fére que par le plus ou le moins de longueur dans fes parties, & cette différence eft en raifon directe de la multiplicité des doigts; car les quadridactyles irré- guliers qui font de tous les animaux que nous examinons, ceux qui ont le plus de doigts, font auſſi ceux dont le pied a le plus de reſſemblance avec la main de l'homme, & des quadridactyles irréguliers aux monodactyles, nous voyons cette reſſemblance diminuer par une gradation bien marquée.

Cette partie du membre ſert à appuyer ſur le ſol, elle porte en conſéqueuce le nom de *pied*; on la déſigne ſous le terme de pied antérieur, afin de la diſtinguer de la même partie qui termine chaque membre abdominal & que l'on appelle pied poſtérieur.

Elle eſt compoſée de pluſieurs os de différentes grandeurs, dont les uns ſont courts, unis par des articulations qui ont peu de mobilité, tandis que les autres plus longs ſont ſoutenus par des articulations moins ſerrées & plus mobiles.

On diviſe toute l'étendue du pied en trois régions principales, qui en raiſon de leur correſpondance avec celles de l'homme, ſont appellées *carpoïde*, *métacarpoïde* & *dactylienne*.

1°. *De la Région Carpoïde.*

Du grec *Carpios.*

Cette partie du pied, qui répond au carpe de la main de l'homme, eſt ce que l'on nomme le *genou* dans les animaux domeſtiques. On y reconnoît deux faces, une antérieure dite *précarpienne*, l'autre poftérieure ; elle eft compofée de plufieurs petits os défignés colleativement fous le nom d'*os carpiens*, dont le nombre eft, dans les

Monodactyles, de . . . . . 7.
Bidactyles. . . . . 6.
Quadridactyles réguliers. . . 7.
Quadridactyles irréguliers. . 6.

Tous ces os font réunis par de forts ligamens, qui étant très-courts ne leur permettent que des mouvemens très-bornés.

§. IV.

Des Os Carpiens.

CARACTERES. Os courts, petits, très-irréguliers, fortement attachés enfemble.

DIVISION. En deux rangées, l'une fupérieure nommée *cubitale*; l'autre inférieure appellée *métacarpienne*.

PARTIES ESSENTIELLES. *Rangée cubitale.* Compofée de quatre os, dont un hors de rang, placé en arriere fur le côté externe ; on le nomme communément *os crochu*, il conviendroit mieux de l'appeller *os fus-carpien*.

CONNEXIONS. Enfemble, avec le cubitus & les métacarpiens.

PARTICULARITÉS. *Monodactyles.* On trouve quelquefois à la face poftérieure de la rangée métacarpienne deux petits offelets de plus , mais le plus souvent un feul que l'on nomme *os pififorme.*

Bidactyles. L'os interne de la rangée cubitale , fe prolonge jufques fur le métacarpe , de maniere qu'il concourt à former la rangée métacarpienne.

2°. *Région Métacarpoïde.*

Du grec *Meta-carpios.*

Cette deuxieme partie du pied , toujours la plus longue , correfpond au métacarpe de l'homme , & forme ce que l'on appelle vulgairement le *canon* dans les animaux. On y reconnoît une face anté-rieure , dite *prémétacarpienne* , & une poftérieure.

Les os qui la compofent fe nomment *métacar-piens.* Leur nombre eft dans les

    Monodactyles , de. . . . . . 3.
    Bidactyles. . . . . 1.
    Quadridactyles réguliers. . . 4.
    Quadridactyles irréguliers. . . 5.

Ces os font réunis par des ligamens longs & forts , de forte qu'ils ont un mouvement libre.

§ V.

Des Os Métacarpiens.

CARACTERES. Os longs , cylindroïdes , & plus ou moins gros.

DIVISION. Chaque os métacarpien comprend

deux extrémités , une *carpienne* , l'autre *phalan-gienne* ; une partie moyenne que l'on nomme *corps*.

PARTIES ESSENTIELLES. *Extrémité carpienne.* Une tubérosité.

Extrémité phalangienne. Une double trochlée.

Corps. Deux faces , une antérieure , lisse & po-lie , l'autre postérieure , légérement raboteuse.

PARTICULARITÉS. *Monodactyles.* Des trois mé-tacarpiens , deux sont latéraux , un de chaque côté ; ils sont connus sous le nom de *péronés* & nous les nommons les petits métacarpiens ; ils sont im-parfaits , pas tout-à-fait aussi longs que le grand métacarpien , & terminés inférieurement par un bouton.

Bidactyles. De deux pieces dans le jeune âge ; ces deux pieces , quoique soudées dans l'âge par-fait , laissent toujours une gouttiere assez profonde, qui désigne le lieu de leur séparation.

Quadridactyles réguliers. Les deux métacarpiens latéraux sont plus petits que les autres.

Quadridactyles irréguliers. Le métacarpien in-terne qui appartient au pouce , est plus court & plus petit que tous les autres.

3°. *Région Dactylienne.*

Du latin *Dactylus.* (Qui ressemble à une Datte.)

Cette derniere division du pied , ainsi nommée

parce qu'elle porte les doigts, est de toutes les parties du corps, celle par laquelle les animaux diffèrent le plus de l'homme, parce qu'elle est la plus éloignée du siége des organes essentiels à la vie ; elle comprend ce que l'on appelle dans les animaux domestiques, le *paturon*, la *couronne* & le *pied* : les os qui la composent se nomment *phalangiens*. On y reconnoît deux faces, une antérieure, dite *préphalangienne*, l'autre postérieure.

Cette partie est ou uni-doigtée, ou multi-doigtée ; dans le premier cas, elle forme la classe des *monodactyles* ; dans le second, elle constitue les *polidactyles*.

Chaque doigt est entouré, à son extrémité, d'un ongle corné ; pour être parfait, il doit être composé de six os, dont trois sont articulés les uns à l'extrémité des autres, & sont désignés collectivement sous le nom de phalangiens. Des trois autres, deux sont placés à la face postérieure de l'articulation du phalangien supérieur avec le métacarpien, le troisieme au même côté de l'articulation des deux phalangiens inférieurs ; ces os plus petits que les phalangiens, sont irrégulierement arrondis & nommés *sésamoïdes*. Le dernier est appellé le petit sésamoïde.

ANNOTATIONS. 1°. Dans les quadridactyles irréguliers, le petit sésamoïde est toujours soudé avec le phalangien inférieur, de maniere que dans ces animaux chaque doigt ne contient que deux féfamoïdes. Le cinquieme doigt qui eft interne & imparfait, répond au pouce de l'homme & n'a, comme lui, que deux phalangiens.

2°. Dans le bœuf, outre trois phalangiens & trois féfamoïdes pour chaque doigt, on trouve deux offelets, courts & très-irréguliers, qui fervent de bafe à ces deux prolongemens, que l'on nomme les *ergots*, & que l'on pourroit dénommer plus méthodiquement les *dactyliformes*, ou prolonge-mens en forme de doigt.

DEUXIEME SECTION.

Des Membres Abdominaux ou Poftérieurs.

Ils font au nombre de deux, diftingués en membre droit & membre gauche, fitués à l'ex-trémité de l'abdomen & attachés au baffin ; ils fer-vent à foutenir & à porter tout le train de derriere. La plupart des os qui les compofent, font longs, réunis entre eux par des articulations mobiles & li-gamenteufes ; le nombre des os de chaque membre varie fuivant les différentes claffes ; on en compte

dans les Monodactyles . . . . . . 19.
    Bidactyles. . . . . 22.
    Quadridactyles réguliers . . . 39.
    Quadridactyles irréguliers. . . 35.

On divise toute l'étendue du membre en quatre parties, distinctes par leur forme, par le mode de leur articulation & par le degré de leur mobilité : la *hanche*, la *cuisse*, la *jambe* & le *pied*.

ARTICLE PREMIER.

De la Hanche.

Cette premiere partie répond à l'épaule dans les membres de devant; elle est formé par l'os coxal qui appartient au tronc, & dont nous avons déjà parlé.

ARTICLE II.

De la Cuisse.

Cette deuxieme division du membre correspond au bras, tient au bassin, & est supportée par la jambe; elle est formée d'un seul os que l'on nomme *fémur*.

PARAGRAPHE PREMIER.

Du Fémur.

Du latin *Ferre*. (Porter.)

CARACTERES. Os long, cylindroïde, le plus gros de tous les os du corps.

DIVISION. Deux extrémités, une supérieure dite *coxale*, l'autre inférieure nommée *tibiale*; un *corps* ou *partie moyenne*.

PARTIES ESSENTIELLES. *Extrémité coxale.* Une grosse tête articulaire , excavée du côté interne ; un trochanter auquel on observe un sommet & une convexité ; un trochantin & une fosse trochantérienne.

Extrémité tibiale. Deux condyles ; deux tubérosités , une externe , l'autre interne ; une surface rotulienne en forme de poulie.

Corps. Deux tubérosités , une externe nommée sous-trochantérienne , l'autre interne que l'on pourroit aussi désigner sous le nom de tubérosité sous-trochantinienne ; une fosse raboteuse pour l'implantation des fibres de quelques muscles.

CONNEXIONS. Avec le coxal , le tibia & la rotule.

PARTICULARITÉS. *Monodactyles.* Le sommet du trochanter bien distinct de sa convexité ; la tubérosité sous-trochantérienne distante du trochanter , très-grosse , contournée de derriere en avant.

Bidactyles. La fosse trochantérienne plus grande ; le sommet du trochanter ne formant avec sa convexité qu'une même éminence.

Quadridactyles irréguliers. En dehors de chaque condyle , on trouve un petit osselet irrégulier.

ANNOTATIONS. Le fémur du chien est un peu courbé dans sa longueur de devant en arriere ; de sorte qu'il est convexe antérieurement , & concave postérieurement.

ARTICLE III.

De la Jambe.

Du latin *Campa.*

Cette troisieme partie du membre abdominal répond à l'avant-bras par sa forme, sa situation & le mode de ses articulations ; mais elle en differe par sa composition ; elle est formée de trois os très-différens par leur forme & leur volume ; la *rotule*, le *tibia*, & le *péroné*.

§. I I.

De la Rotule.

Du latin *Rotula.* (Roulette.)

CARACTERES. Os court, épais, très-irrégulier, formant le graslet.

DIVISION. Deux faces. Une *externe*, raboteuse, l'autre *interne*, incrustée d'un cartilage lisse & poli.

PARTIES ESSENTIELLES. *Face externe.* Une tubérosité pour l'attache des muscles.

Face interne. Une trochlée.

CONNEXIONS. Attaché au tibia par de forts ligamens, & glissant sur le fémur.

PARTICULARITÉS. *Quadridactyles irréguliers.* Plat, moins épais.

(95)

§. III.

Du Tibia.

Du latin *Tibia*. (Flûte.)

CARACTERES. Os long, gros, cylindroïde, très-fort, trifacié dans sa moitié supérieure & bifacié dans sa moitié inférieure, formant toute l'étendue de la jambe.

DIVISION. Deux extrémités, une supérieure *fémorale*, l'autre inférieure *tarsienne* ; une partie moyenne appellée *corps*.

PARTIES ESSENTIELLES. *Extrémité fémorale*. Une surface articulaire ; trois tubérosités, deux latérales, une interne, l'autre externe, & une antérieure qui est la plus grosse ; l'externe porte une fosse pour s'articuler avec le péroné ; on remarque de plus une gouttiere profonde entre la tubérosité externe & antérieure.

Extrémité tarsienne. Une surface articulaire portant une double trochlée ; deux tubérosités, dont une externe partagée par une coulisse.

Corps. Une crête qui est le prolongement de la tubérosité antérieure, dont est pourvue l'extrémité fémorale, & postérieurement une face raboteuse.

CONNEXIONS. Attaché au fémur & à la rotule par de très-forts ligamens, & au tarse par des ligamens latéraux très-denses.

PARTICULARITÉS. *Bidactyles*. La surface articulaire de l'extrémité tarsienne porte une troisieme petite trochlée, située du côté externe.

ANNOTATIONS. Le tibia du chien, au lieu d'être droit, est légérement tordu en sens différens.

§. IV.

Du Péroné.

Du latin *Fibula*. (Cheville.)

CARACTERES. Os long, grêle, placé sur le côté externe du tibia.

DIVISION. Deux extrémités, l'une *tibiale*, l'autre *tarsienne*; un *corps*.

PARTIES ESSENTIELLES. *Extrémité tibiale*. Une tête raboteuse.

CONNEXIONS. Avec le tibia & les tarsiens

PARTICULARITÉS. *Monodactyles*. Imparfait, très-court, n'ayant qu'environ trente centimètres de longueur.

Bidactyles. Encore plus grêle, souvent absent, & remplacé par un ligament.

Quadridactyles. Parfait.

ANNOTATIONS. Dans les animaux chez lesquels cet os est imparfait, il se prolonge sur le tarse par le moyen d'un ligament qu'il porte à son extrémité inférieure.

ARTICLE

ARTICLE IV.

Du Pied.

Cette derniere division termine le membre abdominal, & sert uniquement à appuyer sur le sol; elle est plus ou moins prolongée, & il en est de cette partie absolument comme de celle qui termine le membre de devant; elle n'en diffère, ni pour l'usage, ni pour la forme, ni essentiellement pour la composition.

On la divise de même en trois régions, une *tarsoïde*, l'autre *métatarsoïde*, la troisieme *dactylienne*.

1°. *Région Tarsoïde.*

Du grec *Tarsios.*

Elle correspond au tarse de l'homme & à la région carpoïde dans les pieds de devant; elle forme ce que l'on appelle communément le *jarret* dans les animaux.

Elle présente deux faces, l'une antérieure dite *prétarsienne* & l'autre postérieure.

Les os qui la composent portent le nom de *tarsiens*, ils sont unis & attachés les uns aux autres par des ligamens courts, denses, extrêmement forts.

Leur nombre varie, savoir dans les

Monodactyles. . . . . 6.

G

Bidactyles . . . . . . 5.
Quadridactyles . . . . . 7.

On distingue tous ces os par les noms numériques, en procédant de haut en bas & de dehors en dedans.

§. V.

Des Os Tarsiens.

CARACTERES. Os courts, les uns plats, les autres petits & irréguliérement arrondis.

DIVISION. Par les noms numériques, le premier qui est le plus gros, est nommé *calcaneum*, le deuxieme est appellé la *poulie*, le troisieme & le quatrieme *os plats*, les autres *os irréguliers*.

PARTIES ESSENTIELLES. *Calcaneum*. Une grosse tubérosité & une coulisse.

Poulie. Double.

CONNEXIONS. Ensemble, avec le tibia & avec les métatarsiens.

PARTICULARITÉS. *Monodactyles*. Poulie simple. Le plus petit des deux os irréguliers est souvent divisé en deux.

2°. *Région Métatarsoïde.*

Du grec *Meta-tarsios*.

Elle correspond au métacarpe de l'homme & à la région métacarpoïde dans les pieds de devant;

elle forme auſſi ce que l'on nomme le *canon*. On y reconnoit deux faces, l'une antérieure dite *prémétatarſienne*, l'autre poſtérieure.

Les os qui la compoſent ſont eſſentiellement les mêmes que ceux de la région métacarpoïde ; on les nomme *métatarſiens*, ils ſont en même nombre & préſentent les mêmes parties à obſerver que les métacarpiens, excepté ſeulement qu'en général ils ſont plus longs & plus cylindroïdes.

ANNOTATIONS. Dans les quadridactyles irréguliers, il n'y a que quatre doigts, le pouce manque.

3°. *Région Dactylienne.*

Il en eſt de cette derniere diviſion du pied poſtérieur, abſolument comme de celle des pieds de devant, excepté que les quadridactyles irréguliers n'ont que quatre doigts.

On compte de même les deux oſſelets ſervant de baſe aux dactyliformes du bœuf.

DEUXIEME PARTIE.

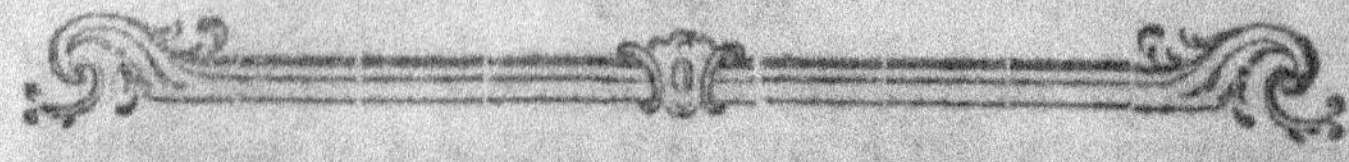

TABLEAU COMPARATIF

Des Muscles des Animaux domestiques les plus essentiels à l'Agriculture.

PREMIERE DIVISION.

MUSCLES DU TRONC.

PREMIERE SECTION.

Des Muscles de la Tête, ou partie Céphalique.

PARMI ces muscles, les uns sont situés sur la surface antérieure de la tête, d'autres entourent l'articulation de la mâchoire, un très-grand nombre est logé dans la cavité glossale.

1°. Sur la surface antérieure de la tête, nous avons les muscles des oricules, des paupieres, des yeux, des naseaux & des levres.

2°. Autour de l'articulation de la mâchoire, nous comprenons seulement les muscles qui meuvent cette partie.

3°. Enfin, dans la cavité glossale, nous comptons les muscles de la langue, de l'os hyoïde, du larynx, & du voile du palais.

ARTICLE PREMIER.

Des Muscles des Oricules.

Du latin *Auricula*. (Oreille.)

Les oricules au nombre de deux, une de chaque côté, sont composées chacune de trois cartilages principaux, dont un nommé *conque*, est le plus grand, l'autre situé à sa base, est dit *annulaire*, le troisieme posé à la partie antérieure de l'oricule, est appellé *scutiforme*.

Les muscles qui meuvent cette partie sont au nombre de neuf, apposés les uns sur les autres & disposés par couches ; tous sont minces & petits, meuvent l'oricule suivant la direction de leurs fibres quand ils se contractent successivement, & quand ils agissent simultanément, ils la tiennent en érection.

G 3

PARAGRAPHE PREMIER.

Le Fronto-oriculaire.

Noms anciens. { *Le Premier.* (BOURGELAT.)
 Le Commun. (LAFOSSE.)

CARACTERES. Muscle applati, très - mince, large, tantôt charnu, tantôt aponévrotique ; agissant sur l'appendice, il porte l'oricule en avant.

POSITION. Au-dessous de la peau, sur le muscle temporo-maxillaire.

ORIGINE. De la crête & de l'apophyse frontales par des fibres aponévrotiques, il s'attache aussi à la crête pariétale.

INSERTION. Au scutiforme d'une part, & par une autre portion à la face antérieure & interne de la conque.

PARTICULARITÉS. *Monodactyles.* Mi-charnu, mi-aponévrotique, & très-large.

Bidactyles. Moins large, entiérement charnu, & plus épais.

§. I I.

Le Temporo-oriculaire.

Nom ancien. *Le petit Abaisseur* (1).

CARACTERES. Sorte de bandelette applatie,

_____

(1) Toutes les fois que je ne rappelle qu'un nom ancien, sans citer d'auteurs, c'est qu'ils le lui ont tous donné.

mince , courte , charnue dans toute fon étendue , placée en dehors du précédent ; il porte la bafe de la conque en avant & la couche en arriere.

POSITION. Sous la peau & fur l'apophyfe zygomatique du temporal.

ORIGINE. De l'apophyfe zygomatique du temporal.

INSERTION. A la partie antérieure externe de la bafe de la conque par quelques fibres aponévrotiques.

PARTICULARITÉS. *Monodactyles.* Ne paroiffant pas féparé du précédent.

Bidactyles & *quadridactyles réguliers.* Epais & très-fort.

Quadridactyles irréguliers. Confondu avec le précédent , & formant une portion large & épaiffe.

<h2 style="text-align:center">§. I I I.</h2>

Le Parotido-oriculaire.

Noms anciens. { *Le Cinquieme.* (BOURGELAT.)
 { *L'Abaiffeur.* (LAFOSSE.)

CARACTERES. Applati , le plus long de tous , aponévrotique à fon extrémité inférieure , devenant plus épais & moins large en fe rapprochant de fon infertion ; il porte la conque en dehors.

POSITION. Sous le mufcle cervico - labial , & fur la glande parotide.

ORIGINE. De la glande parotide & du pourtour de l'arriere-bouche.

INSERTION. Près l'orifice de l'angle inférieur
de la conque.

PARTICULARITÉS. *Quadridactyles réguliers.*
Plus épais & plus long.

Quadridactyles irréguliers. Etroit & ne formant
qu'une petite bandelette charnue.

§. I V.

Le Cervico-oriculaire-externe.

Noms anciens. { *Le Troisieme.* (BOURGELAT.)
{ *Le moyen Releveur.* (LAFOSSE.)

CARACTERES. Applati, mince, en forme de
bandelette charnue; il rapproche les oricules l'une
de l'autre.

POSITION. A la face occipitale, fous la peau
& fur le mufcle cervico-oriculaire-interne.

ORIGINE. Du ligament cervical, près de l'occipital, où il s'entrelace avec le même mufcle du
côté oppofé.

INSERTION. A la face interne un peu poftérieure de la bafe de la conque.

PARTICULARITÉS. *Quadridactyles réguliers.*
Plus épais.

§. V.

Le Pariéto-oriculaire.

Noms anciens. { *Le Second* (BOURGELAT.) / *Le court Releveur.* (LAFOSSE.) }

CARACTERES. Un peu plus épais & moins large que le précédent ; il tire la conque en dedans en la faifant tourner de dehors en dedans.

POSITION. Sous l'aponévrofe du fronto-oriculaire, & fur le temporo-maxillaire.

ORIGINE. De la crête pariétale, au-deffous du prolongement du fronto-oriculaire.

INSERTION. A la face interne de la bafe de la conque, au-deffous du cervico-oriculaire-externe.

PARTICULARITÉS. *Monodactyles.* Pyramiforme, plus épais & moins large.

§. V I.

Le Cervico-oriculaire-interne.

Noms anciens. { *Le Quatrieme.* (BOURGELAT.) / *Le long Abducteur.* (LAFOSSE.) }

CARACTERES. Applati, mince, compofé de deux portions, une qui fe contourne par derriere l'oricule, en paffant au-deffous de la glande parotide, l'autre fe porte au-deffous du cervico-oriculaire externe ; il couche la conque en dedans & en arriere en la faifant tourner.

POSITION. Sous le cervico-oriculaire-externe, derriere la conque, & fur les mufcles qui vont fe terminer à la face occipitale.

ORIGINE. De deffous le cervico-oriculaire-externe.

INSERTION. A la face poftérieure & un peu externe de la bafe de la conque.

PARTICULARITÉS. *Bidactyles*. Plus fort.

§. V I I.

Le Scuto-oriculaire-externe.

Noms anciens. *Le fupérieur, le moyen Adducteur*. (LAFOSSE.)

CARACTERES. Court, compofé de trois bandelettes charnues qui fe croifent ; il porte la conque en avant.

POSITION. Sous le prolongement du fronto-oriculaire, entre la conque & l'appendice.

ORIGINE. Du bord fupérieur du fcutiforme.

INSERTION. A la face antérieure de la conque.

PARTICULARITÉS. *Bidactyles*. Plus gros.

§. V I I I.

Le Scuto-oriculaire-interne.

Noms anciens. { *Le Sixieme.* (BOURGELAT.) { *Le long, le court Rotateur.* (LAFOSSE.)

CARACTERES. Court, épais, entiérement charnu, noyé dans les couffinets de graiffe fur lefquels repofe la conque ; il couche la conque en arriere.

POSITION. A la partie antérieure de la bafe de la conque, fous le cartilage fcutiforme, au milieu de la graiffe.

ORIGINE. De la face interne du fcutiforme.

INSERTION. A l'extrémité inférieure de la bafe de la conque, un peu poftérieurement, au-deffous du cervico-oriculaire-interne.

PARTICULARITÉS. *Monodactyles.* Double, compofé de deux portions croifées.

§. I X.

Le Maftoïdo-oriculaire (1).

CARACTERES. Grêle, court, compofé de plufieurs faifceaux de fibres charnues, enveloppé de graiffe ; il fert à l'érection de la conque.

POSITION. Au-deffous de la conque, près du conduit auditif.

ORIGINE. De la furface maftoïdienne, du côté interne du conduit oriculaire-externe.

INSERTION. A la bafe de la conque.

PARTICULARITÉS. *Bidactyles & quadridactyles.* Infertion au fcutiforme.

ANNOTATIONS. Outre tous ces mufcles, on trouve dans les quadridactyles irréguliers, & fur-

______

(1) J'ai démontré ce petit mufcle, pour la premiere fois, en l'an V.

tout dans le chat, de petits faisceaux charnus, que l'on nomme les *hélliciens* dans l'homme.

ARTICLE II.
Des Muscles des Paupieres.
Du latin *Palpebra*.

Les paupieres font ces rideaux que la nature a employé pour garantir l'organe de la vue des injures extérieures ; elles font au nombre de deux principales de chaque côté, une supérieure, l'autre inférieure.

On en compte une troisieme que l'on nomme la *membrane clignotante*.

Les muscles de ces parties font minces & grêles ; on en compte trois principaux, un commun aux deux paupières, les deux autres appartenant à la paupiere supérieure.

PARAGRAPHE PREMIER.

Le Lachrymo-palpébral.
Nom ancien. *L'Orbiculaire*.

CARACTERES. Sorte d'enveloppe sous-cutanée, adhérant immédiatement à la face interne de la peau, applatie, composée de légeres fibres charnues, qui s'étendent circulairement autour des paupieres ; ce muscle applique exactement les tarses l'un contre l'autre.

POSITION. Au-deſſous de la peau, ſur la circonférence de la foſſe orbitaire.

ORIGINE. De l'apophyſe lachrymale par un
tendon.

INSERTION. Aux paupieres, ſur - tout vers
l'angle temporal, où les deux portions ſe croiſent.

PARTICULARITÉS. De la portion de la paupiere inférieure part une large bandelette, mince,
charnue & aponévrotique, qui va ſe réunir au
muſcle lachrymo-labial, & répond à ce que l'on
nomme dans l'homme le *petit ſus-zygomato-labial*.
Lafoſſe a donné à cette bandelette le nom de muſcle
abbaiſſeur de la paupiere inférieure.

§. I I.

Le Fronto-ſurcillier.

Nom ancien. *Le Sourcillier*. (Flandrin.)

CARACTERES. Petit, court, pyramiforme dans
quelques-uns, aponévrotique du côté de ſon origine; relevant la paupiere ſupérieure du côté de
l'angle lachrymal.

POSITION. Sous la peau, ſur le frontal.

ORIGINE. De la face frontale.

INSERTION. Aux ſourcils.

PARTICULARITÉS. *Bidactyles*. Large bande,
mince, très-étendue, charnue & aponévrotique;

elle a beaucoup de rapport avec le muscle *sous-cutané-facial* de l'homme.

§. I I I.

L'Orbito-Palpébral.

Nom ancien. *Le Releveur de la Paupiere supérieure.*

CARACTERES. Grêle, long, tendineux à son origine, formant une large aponévrose du côté de son insertion; il relève exactement la paupiere supérieure.

POSITION. Dans l'orbite, du côté interne.

ORIGINE. Du fond de l'orbite, près du trou de ce nom.

INSERTION. A tout le bord de la paupiere supérieure par une large aponévrose.

ANNOTATIONS. Quoique la membrane clignotante ne doive ses mouvemens qu'à l'enfoncement du globe dans la cavité orbitaire; cependant, durant mon cours, en l'an V, j'ai trouvé dans deux chevaux un muscle qui se portoit dans l'orbite avec les droits & se terminoit à cette paupiere.

A R T I C L E I I I.

Des Muscles des Yeux.

Du latin *Oculus.* (Œil.)

Les yeux sont des organes au moyen desquels chaque individu a l'idée des corps environnans, &

par lesquels il peut embrasser la nature entiere ; ils sont au nombre de deux , un de chaque côté , logé dans la cavité orbitaire ; l'œil forme un globe plus ou moins sphéroïdal.

Les muscles de cette partie se terminent à la sclérotique , déterminent non-seulement tous ses mouvemens , mais agissent sur la forme du globe comme autant de vis de rappel , de maniere qu'ils mettent l'oculaire en rapport avec la distance des objets cylindroïdes sur lesquels il est fixé.

Ils sont au nombre de sept pour chaque œil. Les premiers ont à leur insertion un tendon d'un blanc de perle , ce qui forme le blanc de l'œil ou l'albuginée.

PARAGRAPHE PREMIER.

Le Droit supérieur.

Nom ancien. *Le Releveur.*

CARACTERES. Petit , cylindroïde , tendineux à son origine & à son insertion , enveloppé d'un tissu graisseux ; il porte l'œil en haut.

POSITION. A la partie supérieure des parois de l'orbite.

ORIGINE. Du fond de l'orbite près du trou optique.

INSERTION. A la partie antérieure & supérieure de la sclérotique.

§. I I.

Le Droit inférieur.

Nom ancien. *L'Abbaïsseur.*

CARACTERES. Les mêmes que le précédent ; abaissant le globe.

POSITION. A la partie inférieure de l'orbite.

ORIGINE. Du bas du trou optique.

INSERTION. A la face antérieure & à la partie inférieure de la sclérotique.

§. I I I.

Le Droit externe.

Nom ancien. *L'Abducteur.*

CARACTERES. Les mêmes que les précédens ; portant le globe en-dehors.

POSITION. Au côté externe de l'orbite.

ORIGINE. Du côté externe du trou optique.

INSERTION. A la partie antérieure & externe de la sclérotique.

§. I V.

Le Droit interne.

Nom ancien. *L'Adducteur.*

CARACTERES. Les mêmes que les précédens ; tirant le globe en-dedans.

POSITION.

POSITION. Au côté interne de l'orbite.

ORIGINE. Du côté interne du trou optique.

INSERTION. A la partie antérieure & interne de la sclérotique.

§. V.

Le Grand-Oblique.

CARACTERES. Les mêmes que les précédens ; cependant plus long, passant dans une poulie cartilagineuse & faisant tourner le globe de bas en haut & de dehors en dedans.

POSITION. Au côté interne de l'orbite.

ORIGINE. Du côté interne du précédent ; à sa sortie de la poulie, il marche obliquement de bas en haut & de dedans en dehors.

INSERTION. A la partie antérieure, supérieure & un peu externe de la sclérotique, en passant par-dessous le droit supérieur.

§. V I.

Le Petit-Oblique.

CARACTERES. Court, cylindroïde, aponévrotique à son insertion, allant obliquement de bas en haut ; il fait tourner l'œil sur son axe, de haut en bas & de dehors en dedans.

POSITION. Vers l'angle lachrymal, sous le sac.

ORIGINE. De la fossette lachrymale.

INSERTION. A la partie antérieure & externe

H

de la sclérotique, en passant par-dessous le droit inférieur.

§. VII.

L'Orbito-Scléroticien.

Noms anciens. { *L'Orbiculaire* ou *Suspenseur.* (BOURGELAT.)
{ *Le Rétracteur.* (LAFOSSE.)

CARACTERES. Faisceau charnu, ayant un petit tendon à son origine, enveloppé de graisse, entourant le nerf optique, caché par les quatre muscles droits, moins long qu'eux, composé de quatre portions qui paroissent former chacune un muscle particulier & séparé, chacune d'elles répond immédiatement à l'intervalle d'un muscle droit à l'autre; il tire le globe en dedans.

POSITION. A la partie postérieure du globe, entre les quatre droits.

ORIGINE. De la circonférence du trou optique.

INSERTION. A la face postérieure de la sclérotique.

PARTICULARITÉS. Ce muscle n'existe pas dans l'homme, il est constant dans tous les animaux que nous examinons, soutient leur globe, parce qu'ils sont obligés de prendre leur nourriture la tête baissée, & il agit essentiellement sur la forme du globe.

ANNOTATIONS. Dans les monodactyles & dans les bidactyles, on trouve dans l'orbite un muscle qui est très-grêle, très-mince, composé d'un petit

faisceau charnu & tendineux : ce muscle eſt ſitué
au fond de l'orbite, vers l'origine des quatre
droits, & vient du grand trou ſus-ſphénoïdal.

ARTICLE IV.

Des Muſcles des Naſeaux.

Du latin *Naſus*. (Nez.)

Nous n'avons trouvé que deux muſcles de chaque côté, conſtans dans tous les animaux, il en
eſt quelques-uns où l'on pourroit en compter juſqu'à cinq comme dans les monodactyles ; mais ces
muſcles particuliers ne ſont qu'une production de
la portion naſale du muſcle labial, comme nous
le verrons un peu plus bas.

PARAGAPHE PREMIER.

Le Grand Sus-Maxillo-Naſal.

Nom ancien. *Le Pyramidal.*

CARACTERES. Epais, rond, tendineux à ſon
origine, pyramiforme ; il dilate l'aîle externe
des naſeaux.

POSITION. Sur la face génale du ſus-maxillaire.

ORIGINE. Du grand ſus-maxillaire, en avant
de l'épine.

INSERTION. A l'aile externe des naſeaux.

PARTICULARITÉS. *Bidactyles.* Double & réuni

avec le muscle petit fus-maxillo-labial ; il forme deux petites portions pyramiformes , qui entourent les nafeaux.

Quadridactyles irréguliers. Large , épais & entiérement charnu.

§. I I.

Le Petit-Sus-Maxillo-Nafal.

Noms anciens. { *Le Releveur de l'Appendice.* (FLANDRIN.) { *Le Court-dilatateur.* (LAFOSSE.)

CARACTERES. Grêle , court, noyé dans un tiffu graiffeux.

POSITION. Sur le prolongement du petit fus-maxillaire.

ORIGINE. De la jonction du prolongement du petit fus-maxillaire avec le grand.

INSERTION. A la peau qui fe replie dans les cavités nafales.

PARTICULARITÉS. *Bidactyles & quadridactyles irréguliers.* On obferve quelques fibres charnues qui font continues avec la portion nafale du muscle labial.

ANNOTATIONS. Outre ces deux mufcles il y a encore la portion nafale du labial pour les nafeaux , qui a différentes formes , fuivant les différentes claffes.

Monodactyles. Cette portion recouvre le cartilage tranfverfal & fémi-lunaire, forme ce que *Bourgelat* nomme le mufcle *tranfverfal* ; elle envoie quelques fibres qui s'étendent autour de la circonférence de l'orifice du nez ; d'autres fibres recouvrent le cul-de-fac que forme le repli de la peau de dehors en dedans & que l'on défigne fous le nom de *fauffe-narine* ; quelques autres fe prolongent au-deffus de ce cul-de-fac & forment ce que *Flandrin* appelloit le *releveur des fauffes narines*.

Dans les autres animaux cette portion nafale s'étend orbiculairement autour des nafeaux, & leur donne une épaiffeur plus ou moins confidérable.

Dans les quadridactyles réguliers, elle s'attache fortement à l'os du boutoir.

ARTICLE V.

Des Mufcles des Levres.

Du latin *Labrum*. (D'où on a fait *Labium*, Labial.)

Les lèvres font au nombre de deux, l'une fupérieure, l'autre inférieure.

On compte ordinairement huit mufcles pour ces parties, dont fept pairs & un impair qui s'étend circulairement autour des levres dont il forme le corps ; parmi ces mufcles, les uns font communs aux deux levres, les autres font particuliers à chacune d'elles.

H 3

PARAGRAPHE PREMIER.

Le Cervico-Labial.

Noms anciens.
{ *Le Cutané.* (BOURGELAT.)
1°. *Le Peaucier zygomatique.*
2°. *L'Abducteur de la levre inférieure.* (L.)

CARACTERES. Sorte d'enveloppe fous-cutanée, applatie, mince, très-large & très-étendue, recouvrant l'encolure, les joues, & même la cavité gloffale, compofée tantôt de fibres charnues, tantôt de fibres aponévrotiques. Ce mufcle peut être regardé comme le fous-cutané de la tête & de l'encolure, il fait trémouffer la peau, comprime les mufcles qu'il recouvre & releve la commiffure des levres.

POSITION. Sous la peau à laquelle il adhère fortement.

ORIGINE. De la région cervicale.

INSERTION. Au-deffous de la commiffure des levres, par une portion charnue, épaiffe ; il fe termine auffi en tiffu cellulaire fur l'arcade zygomatique & fur la région fus-nafale.

PARTICULARITÉS. *Monodactyles.* La portion trachélienne de ce mufcle eft compofée de quelques fibres charnues & forme ce que *Bourgelat* nomme le *peaucier.*

Bidactyles. La portion trachélienne eft aponévrotique, très-forte ; elle ne s'etend pas fur la face cervicale comme dans les autres animaux.

Quadridactyles réguliers. Charnu dans toute fon étendue ; la portion trachélienne eft bifurquée , une branche vient du fternum , l'autre de la face fus-fcapulaire.

Quadridactyles irréguliers. Plus épais ; la portion cervicale entiérement charnue , ne recouvre que la face cervicale ; elle vient du ligament cervical , fe réunit avec celle du côté oppofé , eft recouverte de quelques légeres fibres fous-cutanées , placées de diftance en diftance , qui fe portent tranfverfalement de la face cervicale à la face trachélienne , & compofent une efpece de fangle fous-cutanée.

§. I I.

Le Zygomato-Labial.

Noms anciens. { *Le Zygomatique.* (LAFOSSE.)
{ *Le Labial antérieur.* (VITET.)

CARACTERES. Grêle, mince, long; relevant la commiffure des levres.

POSITION. Sous l'aponévrofe du précedent & fur le tendon du mufcle zygomato-maxillaire.

ORIGINE. De l'arcade zygomatique, par un tendon.

INSERTION. A la commiffure des levres, audeffus du précédent.

PARTICULARITÉS. *Quadridactyles irréguliers.* Ce muscle forme une bandelette charnue, longue, qui vient de l'occipital.

§. III.

L'Alvéolo-Labial.

Noms anciens. { *Les Molaires, externe & interne.* (BOUR.)
{ *Le Molaire ou Buccinateur.* (FLAND.)

CARACTERES. Applati, mince, composé de eux portions, l'une externe penniforme, l'autre nterne portant des intersections tendineuses, & adhérant immédiatement à la membrane de la bouche ; ce muscle releve la commissure des levres, & garantit la membrane de la bouche du pincement des dents.

POSITION. Autour des dents, sous les muscles zygomato-maxillaire & trachélo-labial.

ORIGINE. Du bord alvéolaire des dents molaires, tant supérieures qu'inférieures. Il vient aussi par de fortes fibres tendineuses de la crête qui est en avant de l'apophyse coronoïde.

INSERTION. A la commissure des levres & en avant des premieres dents molaires près des incisives.

PARTICULARITÉS. *Bidactyles.* Du côté de son insertion il forme deux branches, l'une va à l'espace interdentaire, l'autre à la commissure.

§. I V.

Le Lachrymo-Labial.

Nom ancien. *Le Digaſtrique* ou *le Releveur des joues*. (FL.)

CARACTERES. Très - mince , tantôt charnu , tantôt aponévrotique , large , compoſé de deux portions , une venant de la paupiere inférieure , conſtitue le muſcle *petit ſus-zygomato-labial* de l'homme , l'autre naît du côté de l'angle lachrymal.

POSITION. Sous le muſcle trachélo-labial , ſur l'épine zygomatique & ſur le précédent.

ORIG'NE. Du lachrymal , à côté du muſcle lachrymo-palpébral.

INSERTION. Par des fibres aponévrotiques en haut & près de la commiſſure des levres , preſqu'au milieu du précédent.

PARTICULARITÉS. *Bidactyles*. Epais & fort. *Quadridactyles réguliers*. Attaché au boutoir. *Quadridactyles irréguliers*. Large , mince , va à la commiſſure & même à la levre ſupérieure.

§. V.

Le Grand Sus-Maxillo-Labial.

Noms anciens. { *Le Maxillaire*. (BOURGELAT.) *L'Abducteur*. (LAFOSSE.) *Le Labio-naſal*. (VITET.)

CARACTERES. Long , applati , mince , bifurqué

inférieurement ; de ses deux branches , l'une est dite *nasale* , c'est la plus grosse ; l'autre est dite *labiale* ; il releve la levre supérieure & l'aîle externe des naseaux.

POSITION. Sur le grand sus-maxillaire , & au-dessous du trachélo-labial.

ORIGINE. Du grand sus-maxillaire & de la face frontale , par une aponévrose commune avec le fronto-surcillier.

INSERTION. A la levre supérieure près la commissure , & par une autre branche aux naseaux, au-dessus du sus-maxillo-nasal.

PARTICULARITÉS. *Quadridactyles irréguliers.* Très-large , beaucoup plus épais , n'étant pas bifurqué.

<h3 style="text-align:center">§. VI.</h3>

<h3 style="text-align:center">*Le Petit Sus-Maxillo-Labial.*</h3>

Noms anciens.
{
Le Releveur de la levre antérieure. (B.)
Le Pyramidal ou le Grimacier. (FL.)
Le Releveur ou le grand Incisif. (LAF.)
Le Maxillo-labial antérieur. (VIET.)
}

CARACTERES. Assez gros , pyramiforme , tendineux inférieurement , croisant le précédent en passant par-dessous ; il releve la levre supérieure.

POSITION. Au-dessous du muscle précédent & du muscle trachélo-labial , sur le grand sus-maxillaire & sur le nasal.

ORIGINE. Du grand os sus-maxillaire, près du lachrymal.

INSERTION. Au milieu de la levre supérieure.

PARTICULARITÉS. *Bidactyles*. Double ; ses deux portions sont séparées par le grand sus-maxillo-nasal, elles viennent du même endroit que lui.

Quadridactyles irréguliers. Petit, court, naît & marche à côté du même grand sus-maxillo-nasal.

§. VII.
Le Maxillo-Labial.

Noms anciens. { *Le Releveur de la levre postérieure*. (B.)
{ *Le Maxillo-labial-postérieur*. (VITET.)

CARACTERES. Pyramiforme, tendineux inférieurement, supérieurement réuni avec l'alvéolo-labial ; il releve la levre inférieure.

POSITION. Autour des dents molaires de la mâchoire inférieure.

ORIGINE. De l'os maxillaire.

INSERTION. Au milieu de la levre inférieure.

PARTICULARITÉS. *Quadridactyles réguliers*. Très-petit.

§. VIII.
Le Labial.

Noms anciens. { Comprenant, 1°. *L'Orbiculaire*. (BOUR.)
{ *Le Labial commun*. (FLANDRIN.)
{ 2°. *Le Mitoyen antérieur*. (BOURGELAT.)
{ *L'Abaisseur de la levre supérieure*. (LAF.)
{ 3°. *Le Mitoyen postérieur*. (BOURGELAT.)

Noms anciens. {
L'Abaisseur de la levre inférieure. (LAF.)
Le Releveur du menton. (FLANDRIN.)
4°. *Le Transversal* ou *le Court des naseaux.* (BOURGELAT.)

CARACTERES. Masse charnue, disposée circulairement autour des levres dont elle forme principalement le corps ou la substance ; elle est composée de fibres courtes, qui sont la continuation de celles de tous les muscles qui se terminent aux levres, & comprend deux portions, l'une *labiale*, l'autre *nasale* ; ce muscle applique exactement les levres l'une contre l'autre.

POSITION. Au dessous de la peau, au pourtour des dents incisives.

ORIGINE. De la continuation des fibres de tous les muscles qui viennent aux levres.

INSERTION. Au bord alvéolaire des dents incisives, & sur-tout à la jonction des deux petits os sus-maxillaires.

PARTICULARITÉS. *Monodactyles.* Très-épais, la portion nasale recouvre les cartilages sémi-lunaire & transversal.

Bidactyles & *quadridactyles irréguliers.* La portion nasale ceint circulairement les naseaux.

Quadridactyles réguliers. La portion nasale recouvre l'os du boutoir.

ARTICLE VI.

Des Muscles de la Mâchoire.

Les muscles destinés aux mouvemens de cette partie sont situés, les uns autour de son articulation, d'autres sur les parties latérales de la tête, quelques-uns à la face interne, dans la cavité glossale ; ces muscles au nombre de quatre de chaque côté, sont gros & épais ; ceux qui tendent à élever la mâchoire sont beaucoup plus forts que les autres.

PARAGRAPHE PREMIER.

Le Zygomato-Maxillaire.

Nom ancien. *Le Masseter.*

CARACTERES. Court, épais, très-gros, composé de couches tendineuses & charnues très-fortes, très-denses & dirigées en sens contraire ; il applique exactement la mâchoire inférieure contre la supérieure & la porte de côté.

POSITION. Sur la face externe de l'os maxillaire.

ORIGINE. De toute l'arcade zygomatique.

INSERTION. A la face génale du maxillaire.

PARTICULARITÉS. *Bydactyles.* Direction très-oblique de derriere en devant & de haut en bas.

Quadridactyles. Beaucoup plus épais & plus gros, se contourne sur la tubérosité maxillaire de dehors en dedans.

§. I I.

Le Temporo-Maxillaire.

Nom ancien. *Le Crotaphite.*

CARACTERES. Très-épais, très-court, en partie charnu & tendineux ; il remplit la fosse temporale, & est congénere du précédent.

POSITION. Dans la fosse temporale, sous le fronto-oriculaire.

ORIGINE. De toute la fosse temporale, ainsi que de la surface raboteuse du pariétal.

INSERTION. A l'apophyse coronoïde de l'os maxillaire.

PARTICULARITÉS. Plus gros dans les quadridactyles.

§. I I I.

Le Stylo-Maxillaire.

Noms anciens. { Comprenant, 1°. *Le Stylo-maxillaire.* 2°. *Le Digastrique.* (BOURGELAT.)

CARACTERES. Rond, digastrique dans quelques-uns ; antagoniste des précédens.

POSITION. Sous la glande parotide & sur les grands kératoïdes.

ORIGINE. De l'apophyse styloïde de l'occipital.

INSERTION. En avant de la tubérosité maxillaire, par un tendon.

PARTICULARITÉS. *Monodactyles.* Bifurqué, une branche va à la tubérosité maxillaire, l'autre digastrique, passe dans une trochlée du grand kérato-hyoïdien.

Bidactyles. Unique, digastrique, se contourne par-dessous le grand kérato - hyoïdien ; près de son insertion il est uni avec le stylo - maxillaire du côté opposé par une large bandelette charnue qui ceint & comprime les muscles logés dans la cavité glossale.

Quadridactyles réguliers. Simple, allant sans s'entrelacer de son origine à son insertion.

Quadridactyles irréguliers. Gros , court , se terminant à la tubérosité maxillaire.

ANNOTATIONS. Dans le bœuf, il y a encore un muscle abbaisseur pour la mâchoire, il vient du sternum & se termine en avant de la tubérosité maxillaire. Ce muscle est gros , long , rond & aussi fort que le sterno-mastoïdien, auquel il ressemble ; il marche parallèlement avec lui.

Dans le mouton , le sterno - mastoïdien fournit un tendon qui peut répondre à ce muscle dans le bœuf.

§. IV.

Le Sphéno-Maxillaire.

Noms anciens. { *Le Maffeter interne.* (LAFOSSE.)
1°. *Le Ptérygoïdien fupérieur.*
2°. *Le Ptérygoïdien inférieur.* (VITET.)

CARACTERES. Epais , charnu, tendineux, moins fort que le zygomato - maxillaire , dont il eft le congénere.

POSITION. Dans la cavité gloffale, à l'oppofé du zygomato-maxillaire.

ORIGINE. De la face gutturale du fphénoïde , & de l'apophyfe palatine.

INSERTION. A la face gloffale de l'os maxillaire , à l'oppofé du zygomato-maxillaire.

PARTICULARITÉS. *Quadridactyles irréguliers.* Plus gros , il s'attache au fond de la cavité orbitaire.

ARTICLE VII.

Des Mufcles fitués dans la cavité Gloffale.

Parmi ces mufcles il en eft qui meuvent la langue, d'autres l'hyoïde, les kératoïdes, le larynx, quelques-uns appartiennent au palais.

La plupart de ceux de l'hyoïde , des kératoïdes & de la langue, font placés les uns au-deffus des autres, c'eft pourquoi nous les décrirons enfemble ; ils font au nombre de neuf, difpofés par couches.

PARAGRAPHE

1°. *Des Muscles de l'Hyoïde, des Kératoïdes & de la Langue.*

PARAGRAPHE PREMIER.

Le Mylo-Hyoïdien.

CARACTERES. Impair, mince, large, penniforme, composé de deux portions; il souleve l'os hyoïde & la langue.

POSITION. Dans la cavité glossale, recouvert par l'aponévrose du trachélo-labial & par les glandes sous-linguales lymphatiques.

ORIGINE. De la ligne mylienne.

INSERTION. A l'hyoïde.

PARTICULARITÉS. *Quadridactyles réguliers.* Plus fort & plus épais.

§. II.

Le Génio-Hyoïdien.

Nom ancien. *Le Géni-Hyoïdien.*

CARACTERES. Impair, rond, charnu, tendineux à ses extrémités; il porte l'hyoïde en avant.

POSITION. Recouvert par le précédent.

ORIGINE. De la surface génienne par un tendon.

INSERTION. A l'hyoïde.

PARTICULARITÉS. *Monodactyles & bidactyles.* Il s'attache à l'appendice de l'hyoïde.

I

§. I I I.

Le Génio-Gloſſe.

Nom ancien. *Le Maxillo-Lingual.* (Vitet.)

CARACTERES. Pair , applati , flabelliforme , tendineux à ſon bord inférieur ; il tire la langue en bas & hors de la bouche.

ORIGINE. De la ſurface génienne, par un tendon.

INSERTION. Au milieu de la face inférieure de la langue , dans toute ſa longueur.

§. I V.

L'Hyo-Gloſſe.

Nom ancien. *Le Baſio-Gloſſe.*

CARACTERES. Applati , pair , court , mince , entiérement charnu ; il tire la baſe de la langue en arriere.

ORIGINE. Des parties latérales de l'hyoïde.

INSERTION. Dans le tiſſu de la langue, à ſa baſe.

PARTICULARITÉS. *Bidactyles.* Il a une attache aux petits kératoïdes.

§. V.

Le Kérato-Gloſſe.

Noms anciens. { *L'Hyo-Gloſſe.* (Bourgelat.) *L'Hyo-Lingual.* (Vitet & Flandrin.)

CARACTERES. Pair , long , formant une ban-

(131)

delette charnue & étroite ; il releve la langue , & la porte de côté.

POSITION. Sous la membrane qui fe replie fur les côtés de la langue.

ORIGINE. Par un tendon applati , des grands kératoïdes.

INSERTION. Aux parties latérales & inférieures de la langue jufques à fa pointe.

§. V I.

Le Lingual.

CARACTERES. Maffe charnue , dont les fibres croifées en tous fens, compofent le corps de la langue, & lui font exécuter toute forte de mouvemens.

POSITION. Dans la cavité gloffale.

ORIGINE. De l'hyoïde par quelques fibres charnues , ainfi que des fibres de tous les autres mufcles qui viennent s'implanter dans fa fubftance.

PARTICULARITÉS. Plus ou moins épais dans les différens animaux que nous examinons.

§. V I I.

Le Grand Kérato-Hyoïdien.

Noms anciens. { *Le Kérato-Hyoïdien* (BOURGELAT.)
{ *Le Long Hyoïdien.* (LAFOSSE.)

CARACTERES. Pair , rond , petit , tendineux à fon extrémité inférieure ; il porte l'hyoïde en haut & de côté.

I 2

POSITION. Sous la glande parotide, sous le stylo-maxillaire, & tout le long du bord postérieur des grands kératoïdes.

ORIGINE. De la partie supérieure du bord postérieur des grands kératoïdes.

INSERTION. A l'hyoïde.

PARTICULARITÉS. *Monodactyles.* Son tendon forme une trochlée pour le passage du muscle stylo-maxillaire.

Quadridactyles irréguliers. Court, petit, large, s'étendant jusqu'au pharynx.

§. VIII.

Le Petit Kérato-Hyoïdien.

CARACTÈRES. Pair, grêle, court, mince, applati, entièrement charnu; il rapproche l'hyoïde des petits kératoïdes.

POSITION. Occupant l'espace triangulaire qui résulte de l'articulation des petits kératoïdes sur l'hyoïde.

ORIGINE. Des petits kératoïdes.

INSERTION. A l'hyoïde.

§. IX.

Le Stylo-Kératoïdien.

Nom ancien. *Le Stylo-Hyoïdien.*

CARACTÈRES. Pair, petit, très-court, applati,

mince , charnu & tendineux ; il éleve les grands kératoïdes.

POSITION. Sous la glande parotide , dans l'espace des grands kératoïdes à l'apophyse styloïde de l'occipital.

ORIGINE. De l'apophyse styloïde de l'occipital.

INSERTION. A l'extrémité supérieure du bord postérieur des grands kératoïdes.

PARTICULARITÉS. *Quadridactyles*. A la place de ce muscle , l'on ne trouve que quelques fibres charnues.

2°. *Des Muscles du Larynx*.

Le larynx est un organe composé de cartilages que , par rapport à leur forme & leur position , on nomme , d'après les Grecs , *thyroïde , crycoïde , aryténoïdes , & épiglotte*.

Tous les muscles qui sont apposés sur ces cartilages & logés dans la cavité glossale , sont pairs , deux seulement sont impairs ; ils sont au nombre de sept.

PARAGRAPHE PREMIER.

L'Hyo-Thyroïdien.

CARACTERES. Entierement charnu, applati , mince , très-court ; il rapproche le cartilage thyroïde de l'os hyoïde.

POSITION. Sur les parties latérales du larynx.

ORIGINE. De l'hyoïde.

INSERTION. Aux parties latérales & inférieures du thyroïde.

PARTICULARITÉS. *Quadridactyles*. Beaucoup plus long, parce qu'ils ont le larynx plus allongé.

§. I I.

Le Cryco-Thyroïdien.

CARACTERES. Très-court, composé de fibres toutes charnues.

POSITION. Sur les parties latérales du bord inférieur du crycoïde.

ORIGINE. De la face latérale du crycoïde.

INSERTION. Au bord inférieur du thyroïde.

§. I I I.

Le Cryco-Aryténoïdien postérieur.

CARACTERES. Court, charnu & tendineux; il éleve l'aryténoïde.

POSITION. A la partie postérieure du crycoïde.

ORIGINE. Du chaton du crycoïde.

INSERTION. Au sommet de l'éminence de l'aryténoïde.

§. I V.

Le Cryco-Aryténoïdien latéral.

CARACTERES. Très-court, grêle, charnu dans toute sa longueur ; portant l'aryténoïde de côté.

POSITION. Sous le crycoïde & sur le côté de l'aryténoïde.

ORIGINE. Des parties latérales du bord supérieur du crycoïde.

INSERTION. A côté du précédent.

§. V.

Le Thyro-Aryténoïdien.

CARACTERES. Très-court, petit ; il abaisse les aryténoïdes.

POSITION. A côté du precédent.

ORIGINE. De la face interne du thyroïde.

INSERTION. En dehors & à côté des précédens.

§. V I.

L'Aryténoïdien.

CARACTERES. Impair, très-petit, charnu & tendineux ; il rapproche les aryténoïdes l'un de l'autre.

POSITION. Sur la face externe des aryténoïdes.

ORIGINE. D'un des aryténoïdes.

INSERTION. A l'autre aryténoïde.

§. V I I.

L'Hyo-Epiglottique.

CARACTERES. Impair, grêle, cylindroïde, enveloppé d'un tissu graisseux ; il éleve l'épiglotte.

POSITION. Sur l'hyoïde, & entre les petits kératoïdes.

ORIGINE. De l'hyoïde.

INSERTION. Au milieu de la convexité de
l'épiglotte.

PARTICULARITÉS. *Bidactyles & quadridactyles
réguliers*. Bifurqué du côté de son origine.

3°. *Des Muscles du Palais.*

Les muscles de cette partie sont destinés à
élever le prolongement, que l'on nomme *voile du
palais* ; ils sont au nombre de deux, un pair & un
impair.

PARAGRAPHE PREMIER.

Le Pétro-Palatin.

Noms anciens. { Comprenant, 1°. *Le Péristaphylin externe.*
2°. *Le Péristaphylin interne.* (BOURGELAT.)
Le Pétro-staphylin (VITET.)

CARACTÈRES. Pair, long, grêle, bifurqué ;
une portion passe par la coulisse des ptérygoïdiens,
& l'autre au-dessous de la tunique charnue du
pharynx.

POSITION. Autour du réservoir guttural.

ORIGINE. De l'apophyse pétrée, par un tendon.

INSERTION. Au voile du palais.

§. II.

Le Méso-Palatin.

Nom ancien. *Le Vélo-Palatin.*

CARACTERES. Impair, cylindroïde, très-petit, charnu & tendineux, noyé dans un amas de graisse & de glandes.

POSITION. Au milieu du voile du palais, entre les glandes.

ORIGINE. Du milieu des os du palais.

INSERTION. Au milieu du voile du palais.

PARTICULARITÉS. *Bidactyles.* Plus gros.

Monodactyles & *quadridactyles.* Il manque souvent.

ANNOTATIONS. Il y a encore dans la cavité glossale un organe musculo - charnu, nommé le *pharynx*, situé derriere le larynx & l'hyoïde, qu'il concourt à soutenir ; tous les faisceaux charnus destinés à ses mouvemens, forment une tunique charnue qui lui est propre & qui comprend différens prolongemens dont nous parlerons dans la Splanchnologie.

DEUXIEME SECTION.

Des Muscles de la partie Vertébro-Costale.

Parmi ces muscles, les uns sont apposés tout le long de la colonne, d'autres sur le thorax ; on les divife en ceux de l'encolure, du dos, des lombes, du thorax & de l'abdomen.

ARTICLE PREMIER.

Des Mufcles de l'Encolure.

Prefque tous ces mufcles font longs, larges & épais, meuvent l'encolure & la tête ; les uns font appofés à la face *cervicale*, tandis que les autres occupent la face *trachélienne*.

1°. *Face cervicale.*

La plupart de ces mufcles vont du dos à l'occipital, d'autres fe portent de l'encolure au fcapulum, au bras, un grand nombre occupent les efpaces intervertébraux ; tous font pairs, ceux d'un côté font féparés de ceux du côté oppofé, par le ligament cervical qui fe porte de toutes les apophyfes épineufes des vertebres des lombes & du dos, à celles des fix dernieres du col, & à la protubérance occipitale ; ces mufcles font au nombre de treize de chaque côté.

PARAGRAPHE PREMIER.

Le Cervico-Acromien.

Noms anciens. $\begin{cases} \text{L'\textit{Angulaire}. (VITET.)} \\ \text{La \textit{portion antérieure du Trapèfe}. (B.)} \end{cases}$

CARACTERES. Applati, mince, large, charnu

& aponévrotique ; il porte l'extrémité humérale du ſcapulum en haut & en avant.

POSITION. Sous la peau, ſur la partie poſtérieure de l'encolure & ſur la partie antérieure du dos.

ORIGINE. Du ligament cervical, par des fibres aponévrotiques, & même de la face occipitale.

INSERTION. A la moitié inférieure de l'acromioïde ; il forme enſuite une aponévroſe qui va recouvrir les parties inférieures.

PARTICULARITÉS. *Monodactyles*. Peu diſtinct du dorſo - acromien ; il porte à ſon bord inférieur une très-large aponévroſe qui recouvre les muſcles ſitués à la face cervicale.

Bidactyles. Epais, très-fort, & plus étendu.

Quadridactyles. Moins étendu, trapéſoïdal, attaché au ligament cervical, & à la premiere vertebre du col ; il eſt charnu dans toute ſon étendue, porte du côté de ſon bord inférieur une portion qui paroît former un muſcle particulier & diſtinct ; c'eſt une eſpèce de bande étroite, longue, ſituée ſous le maſtoïdo-huméral, & allant de l'apophyse trachélienne de l'atloïde à la face ſus-ſcapulaire, où elle dégénere en une aponévroſe large, & mince, qui ſe porte ſur les parties inférieures de l'extrémité.

§. II.

Le Cervico-sous-Scapulaire.

Nom ancien. *Le Releveur propre de l'Epaule.*

CARACTERES. Epais, rond, pyramiforme, entiérement charnu ; il tire l'angle cervical du scapulum en haut & en avant.

POSITION. Le long du ligament cervical, sous le précédent.

ORIGINE. Du bord supérieur du ligament cervical jusqu'à l'occipital.

INSERTION. A la face sous scapulaire du cartilage du scapulum, vers l'angle cervical.

PARTICULARITÉS. *Monodactyles.* Très-fort, se confondant avec le dorso-sous-scapulaire.

Quadridactyles. Outre son attache au ligament cervical, il vient aussi de la face occipitale par un fort tendon applati.

§. III.

Le Mastoïdo-Huméral.

Noms anciens. { *Le Commun au bras, à l'encolure & à la tête.* (BOURGELAT.)
{ *Le Multiforme.* (VITET.)

CARACTERES. Epais, très-long, applati, aponévrotique sur ses bords & vers ses extrémités ; composé de trois portions, une *sternale*, l'autre *céphalique*, la troisieme *cervicale*.

La premiere eſt la plus courte & la plus petite,
tandis que les deux autres, d'un volume preſque
égal, marchent parallelement depuis la tête juſqu'au bras ; ce muſcle porte le bras, & même tout le
membre en avant & en haut ; ſouvent il change de
point fixe, alors il tire la tête & l'encolure de côté.

POSITION. Obliquement ſur la face cervicale,
depuis la tête juſqu'à la partie antérieure & moyenne
du bras ; il eſt enveloppé par le cervico-labial, &
par l'aponévroſe du cervico-acromien.

ORIGINE. De la tubéroſité maſtoïde, par un
fort tendon, & par une aponévroſe, de la crête
tranſverſale de l'occipital, ainſi que du ligament
cervical ; il s'attache auſſi par des tendons aux éminences trachéliennes des premieres vertebres cer-
vicales ; il vient encore du prolongement cervical
du ſternum.

INSERTION. A la face antérieure & inférieure
du corps de l'humerus ; il ſe porte enſuite par une
aponévroſe ſur les parties inférieures du membre.

PARTICULARITÉS. *Monodactyles.* Moins large
& moins fort ; il vient par une très-légere aponévroſe du ligament cervical, & de la crête tranſverſale de l'occipital ; il eſt attaché par autant de
tendons ſéparés aux apophyſes trachéliennes des
quatre premieres vertebres.

Bidactyles. La portion ſternale eſt très-mince,

c'eſt un léger faiſceau charnu que l'on trouve entre les glandes axillaires. Outre ſes attaches au ligament cervical, à la crête tranſverſale de l'occipital, & à l'apophyſe trachélienne de la premiere vertebre, ce muſcle fournit un autre tendon qui, avec un pareil tendon du ſterno-maſtoïdien, va au prolongement ſous-occipital.

Quadridactyles. Très-épais, très-large, recouvrant avec le précédent toute la face cervicale, attaché ſur-tout au ligament cervical.

Ce muſcle arrivé en avant de la pointe de l'épaule, recouvre le petit os claviculaire, & s'y attache; ſa portion ſternale eſt très-petite.

§. IV.

Le Cervico-Maſtoïdien.

Noms anciens. { *Le Splenius.* (BOURGELAT.)
{ *Le Commun extenſeur de la tête.* (LAF.)

CARACTERES. Large, applati, épais, charnu & aponévrotique, recouvrant tout le côté de la face cervicale; il étend la tête & l'encolure.

POSITION. Sous les précédens, & ſur les dorſo-maſtoïdien & dorſo-occipital.

ORIGINE. Principalement du ligament cervical; il vient auſſi des apophyſes trachéliennes de toutes les vertebres, & des éminences des premieres vertebres du dos.

INSERTION. A la tubérosité maſtoïde , par un tendon applati ; & par une aponévrose , à la crête tranſverſale de l'occipital.

PARTICULARITÉS. *Monodactyles.* Attaché aux apophyses épineuſes & tranſverſes des deux ou trois premieres vertebres du dos.

Bidactyles. Sans attaches au dos.

Quadridactyles réguliers. Large , épais , compoſé de trois portions cylindroïdes , l'une ſe termine à la crête tranſverſale de l'occipital ; l'autre , par un gros tendon applati à la tubérosité maſtoïde , & la troiſieme à l'apophyſe trachélienne de l'atloïde.

Quadridactyles irréguliers. Sans attaches aux vertebres de l'encolure. Pour s'attacher au dos , il paſſe par-deſſous le dorſo-trachélien , tandis que dans tous les autres il paſſe par-deſſus.

§. V.

Le Dorſo-Maſtoïdien.

Noms anciens. $\Big\{$ *Le Long Tranſverſal.* (BOURGELAT.) *Les portions mitoyenne & interne du Splenius.* (FLANDRIN.)

CARACTERES. Long , charnu & tendineux , compoſé de deux portions paralleles arrondies ; il étend la tête & l'encolure & eſt congénere du précédent.

POSITION. Le long des apophyſes articulaires

des vertebres de l'encolure , fous le précédent , &
fur le dorfo-occipital.

ORIGINE. Des apophyfes tranfverfes des deux
premieres vertebres du dos , par des tendons ; il
s'attache aufli aux apophyfes articulaires des fix
dernieres vertebres de l'encolure.

INSERTION. A la tubérofité maftoïde par un
tendon qui fe confond avec celui du précédent.

PARTICULARITÉS. *Quadridactyles.* Plus fort.

§. VI.

Le Dorfo-Occipital.

Nom ancien. *Le Grand Complexus.*

CARACTERES. Très-épais , large , ayant de
diftance en diftance des interfections tendineufes ;
il porte un gros tendon à fon infertion vers la tête ,
& étend la tête & l'encolure.

POSITION. Sous les deux précédens & tout le
long du ligament cervical , auquel il adhére par un
tiffu cellulaire très-lâche & très-abondant.

ORIGINE. Des apophyfes tranfverfes & épineufes des premieres vertebres du dos , par autant
de tendons applatis , & des apophyfes articulaires
de toutes les vertebres du col , excepté de la premiere & de la derniere.

INSERTION. A la face occipitale , par un gros
tendon.

PARTICULARITÉS.

PARTICULARITÉS. *Monodactyles & quadridac-*
tyles. Origine aux apophyses épineuses & tranfverses des deux, trois, quatre & six dernieres vertebres du dos.

Bidactyles. Attaché aux apophyses tranfverses
des fix à fept premieres vertebres du dos ; il eft
moins gros.

Quadridactyles irréguliers. Origine aux apophyfes tranfverfes des deux premieres vertebres du dos.

§. V I I.

Le Dorfo-Axoïdien.

Noms anciens. { *Le Court Epineux.* (BOURGELAT.)
Le Court Extenfeur. (LAFOSSE.)

CARACTERES. Mufcle très-compofé, formé de
plufieurs petits faifceaux en partie charnus & tendineux ; ce mufcle plie les vertebres les unes fur les
autres.

POSITION. Tout le long de l'attache du ligament cervical aux vertebres du col ; il eft recouvert par le précédent.

ORIGINE. Des apophyfes épineufes des deux ou
trois premieres vertebres du dos, des articulaires
& des épineufes des cinq dernieres vertebres de
l'encolure.

INSERTION. A l'apophyfe épineufe de l'axoïde.

K

PARTICULARITÉS. *Quadridactyles réguliers.* Sans attaches au dos.

Quadridactyles irréguliers. Attaché aux apophyses transverses des deux premieres vertebres du dos.

§. VIII.

Le Long Axoïdo-Occipital.

Nom ancien. *Le Petit Complexus.*

CARACTERES. Grêle, arrondi, tendineux du côté de son insertion ; opérant l'extension de la tête sur l'atloïde.

POSITION. Sur les deux premieres vertebres du col, à côté du ligament cervical, sous le tendon du précédent.

ORIGINE. De l'apophyse épineuse de l'axoïde.

INSERTION. A la face occipitale, avec le tendon du précédent.

PARTICULARITÉS. *Monodactyles.* Plus épais, applati.

§. IX.

Le Court Axoïdo-Occipital.

Noms anciens. { *Le Grand Droit.* (BOURGELAT.)
{ *Le Grand Droit postérieur.* (VITET.)

CARACTERES. Grêle, cylindroïde ; congénere du précédent.

POSITION. Sous le précédent, à côté de la terminaison du ligament cervical à l'occipital.

ORIGINE. De l'extrémité antérieure de l'apophyse épineuse de l'axoïde, au-dessous & en avant du précédent.

INSERTION. A la face occipitale, au-dessous du précédent.

PARTICULARITÉS. *Quadridactyles réguliers.* Son attache à l'occipital a lieu tout près & au-dessous de la tubérosité mastoïde.

Quadridactyles irréguliers. Plus épais, plus court.

§. X.

L'Atloïdo-Occipital.

Noms anciens. $\begin{cases} \text{Le } \textit{Petit Droit.} \\ \text{Le } \textit{Petit Droit postérieur.} \ (\text{VITET.}) \end{cases}$

CARACTERES. Très-court, épais, adhérant au ligament capsulaire, afin de le préserver du pincement des abouts articulaires dans les différens mouvemens.

POSITION. Sur l'articulation de la tête avec l'atloïde, sous les deux muscles précédens.

ORIGINE. De l'atloïde.

INSERTION. Au-dessous du précédent.

PARTICULARITÉS. *Monodactyles.* Très-mince : souvent il manque, parce que la pression du licol sur cette partie, le rend couenneux.

§. X I.

L'Axoïdo-Atloïdien.

Nom ancien. *Le Grand Oblique de la tête.*

CARACTERES. Court, entiérement charnu, très-épais ; il fait tourner l'atloïde fur l'axoïde.

POSITION. Sur la face latérale de l'apophyfe épineufe de l'axoïde.

ORIGINE. Des parties latérales de l'apophyfe épineufe de l'axoïde.

INSERTION. A l'apophyfe trachélienne de l'atloïde.

PARTICULARITÉS. *Quadridactyles réguliers.* Moins gros, proportion égale d'ailleurs.

Quadridactyles irréguliers. Plus fort que dans les précédens.

§. X I I.

L'Atloïdo-Sous-Maftoïdien.

Nom ancien. *Le Petit Oblique.*

CARACTERES. Court, large, entiérement charnu ; il porte la tête de côté fur l'atloïde.

POSITION. Sous les tendons qui vont à la tubérofité maftoïde ; il occupe l'intervalle de l'apophyfe trachélienne de l'atloïde à la tête.

ORIGINE. Du bord antérieur de l'apophyfe trachélienne de l'atloïde.

INSERTION. Au-deſſous & au pourtour de la tubéroſité maſtoïde.

§. XIII.

Les Inter-Cervicaux.

Nom ancien. *Les Inter-Vertébraux.*

CARACTERES. Ces muſcles ſont plus ou moins épais, charnus & tendineux, continus les uns avec les autres, de ſorte qu'ils ne forment qu'une couche appliquée ſur les vertebres, auſſi nous les conſi-dérons enſemble, l'on pourroit même n'en faire qu'un ſeul muſcle; ils plient exactement chaque vertebre l'une ſur l'autre, & finiſſent d'opérer l'extenſion de l'encolure.

POSITION. Ils occupent les eſpaces qu'il y a d'une vertebre du col à l'autre, & entre la premiere du dos & la derniere du col.

2°. *Face Trachélienne.*

Les muſcles qui occupent cette face viennent preſque tous du thorax; ils ſont longs, plus ou moins gros; les uns meuvent la tête, d'autres l'en-colure, quelques autres l'hyoïde ou le larynx; tous ſont recouverts par la portion cervicale du muſcle cervico-labial, qui leur ſert d'enveloppe ſous-cutanée, les comprime & leur donne plus de force : ces muſcles, tous pairs, ſont au nombre de neuf de chaque côté.

K 3

PARAGRAPHE PREMIER.

Le Sterno-Mastoïdien.

Nom ancien. *Le Sterno-Maxillaire.*

CARACTERES. Cylindroïde, très-long, tendineux à son insertion ; vers son origine, il est uni avec celui du côté opposé, duquel il s'écarte à mesure qu'il s'approche de la tête : il fléchit cette derniere partie.

POSITION. Sous l'aponévrose du trachélo-labial, tout le long de la trachée, & sur le sous-scapulo-hyoïdien.

ORIGINE. Du prolongement cervical du sternum.

INSERTION. Par un tendon applati à la tubérosité mastoïde.

PARTICULARITÉS. *Monodactyles.* Insertion à la tubérosité maxillaire.

Bidactyles. Moins gros ; du côté de son insertion, il a trois tendons qui ont tous trois des insertions distinctes & séparées ; le plus fort s'implante à la tubérosité mastoïde ; un autre se réunit avec un pareil tendon du mastoïdo-huméral, & va se terminer au prolongement sous-occipital ; enfin, le troisieme, qui est le plus petit, se porte à la tubérosité maxillaire.

(151)
§. 11.

Le Thoraco-Hyoïdien.

Noms anciens. {
L'Hyoïdien. (BOURGELAT.)
Le Coſto-Hyoïdien. (LAFOSSE.)
L'Omoplate-Hyoïdien. (VITET.)

CARACTERES. Sorte de bande charnue, longue, applatie dans quelques-uns, arrondie dans quelques autres : ce muſcle porte l'hyoïde en bas & en arriere.

POSITION. Obliquement ſous le ſterno-maſtoïdien, ſous la jugulaire, & tout le long de la trachée.

ORIGINE. Du côté du thorax, par une légere aponévroſe.

INSERTION. Au milieu de l'hyoïde, avec celui du côté oppoſé.

PARTICULARITÉS. *Monodactyles.* Très - long, large, applati, venant par une aponévroſe de la face ſous-ſcapulaire ; il paſſe obliquement entre la carotide & la jugulaire.

Bidactyles. Beaucoup moins long que dans les précédens, grêle & arrondi ; il naît des apophyſes trachéliennes de la quatrieme & de la cinquieme vertebre.

Quadridactyles réguliers. Très-grêle ; il vient par une légere aponévroſe de la pointe de l'épaule.

Quadridactyles irréguliers. Abſent, alors le ſterno-hyoïdien eſt beaucoup plus gros.

K 4

(152)
§. III.
Le Sterno-Hyoïdien.

CARACTERES. Long, grêle, rond; congénere du
précédent.

POSITION. Tout le long de la trachée, à laquelle
il adhere par un tiffu cellulaire très-lâche.

ORIGINE. Du prolongement cervical du fternum.

INSERTION. Sous le précédent.

PARTICULARITÉS. *Monodactyles & bidactyles.*
Digaftrique & très-mince.

Quadridactyles. Plus gros, n'ayant point de
tendon dans fon milieu.

§. IV.
Le Sterno-Thyroïdien.

CARACTERES. Un peu plus grêle que le précédent; il porte le larynx en bas & en arriere.

POSITION. A côté du précédent, uni avec lui
par un tiffu cellulaire jufqu'à fon tiers antérieur.

ORIGINE. Du prolongement cervical du fternum.

INSERTION. Au bord inférieur du thyroïde.

PARTICULARITÉS. *Monodactyles & bi lactyles.*
Souvent digaftrique, alors il eft réuni dans fon
milieu avec le fterno-hyoïdien

Quadridactyles réguliers. Double; il y a quatre
fterno-thyroïdiens, deux de chaque côté.

Quadridactyles irréguliers. Simple, plus fort.

§. V.

Le Costo-Trachélien.

Noms anciens. { Le Scalène.
{ Le Costo-Cervical antérieur. (VITET.)

CARACTERES. Court, épais, composé de plusieurs portions ; la plupart placées les unes au dessus
des autres laissent entre elles un passage pour les
vaisseaux & les nerfs qui se rendent au bras ; il
fléchit l'encolure, & quand il change de point
fixe, il porte le thorax en avant & en haut, sur-
tout dans les fortes inspirations.

POSITION. Sur le côté de l'entrée de la cavité
du thorax, dans l'intervalle triangulaire de la premiere côte aux vertebres du col.

ORIGINE. Du bord antérieur de la premiere
côte.

INSERTION. Aux apophyses trachéliennes des
dernieres vertebres.

PARTICULARITÉS. *Bidactyles* & *quadridactyles
réguliers.* Composé de cinq portions, dont trois vont
du bord antérieur de la premiere côte aux apophyses
trachéliennes des quatre dernières vertebres du col :
des deux autres, l'une est costale, large, mince, isolée
du reste du muscle, s'attache par des fibres charnues au bord antérieur de la quatrieme côte, sépare le muscle costo-sous-scapulaire en deux por-

tions, se porte ensuite de derriere en devant à l'apophyse trachélienne de la sixieme vertebre : l'autre ronde, épaisse, couchée sur toutes les apophyses trachéliennes auxquelles elle s'attache, paroît aussi former un muscle particulier.

Quadridactyles irréguliers. Composé de deux portions, dont une applatie, longue, mince vient des quatre à cinq premieres côtes ; sans ouverture dans son milieu ; les vaisseaux du bras passent à son bord inférieur.

<h3 style="text-align:center">§. V I.</h3>

<h3 style="text-align:center">*Le Trachelo-Sous-Occipital.*</h3>

Noms anciens. { *Le Long Fléchisseur de la tête.*
{ *Le Droit antérieur & supérieur.* (VITET.)

CARACTERES. Un peu applati, pyramiforme, tendineux à son insertion : il fléchit la tête.

POSITION. Derriere la trachée & l'arriere bouche, posé obliquement dans toute son étendue.

ORIGINE. Des apophyses trachéliennes.

INSERTION. Au prolongement sous-occipital, par un tendon.

PARTICULARITÉS. *Monodactyles.* Origine des apophyses trachéliennes de la deuxieme, troisieme, quatrieme & cinquieme vertebre.

Bidactyles. Origine des apophyses trachéliennes des six dernieres vertebres ; plus long que dans tous les autres.

Quadridactyles. Il vient des six dernieres vertebres du col; plus épais & plus fort.

§. V I I.

L'Atloïdo-Sous-Occipital.

Noms anciens. { *Le Court Fléchisseur de la tête.*
{ *L'Oblique antérieur.* (Vitet.)

CARACTERES. Très-petit, très-court, rond,
entiérement charnu ; il fléchit la tête sur l'atloïde.

POSITION. Tout à côté de l'extrémité antérieure
du précédent, fous l'articulation de la tête avec
l'atloïde.

ORIGINE. De la face trachélienne de l'atloïde.

INSERTION. A côté du précédent.

PARTICULARITÉS. *Quadridactyles réguliers.* Plus
gros, plus fort.

Quadridactyles irréguliers. Divisé en deux portions, l'interne étant la plus petite.

§. V I I I.

L'Atloïdo-Styloïdien.

Nom ancien. *Le Petit Fléchisseur de la tête.*

CARACTERES. Encore plus grêle & plus court
que le précédent ; il fléchit la tête de côté.

POSITION. En dehors du précédent.

ORIGINE. A côté du précédent.

INSERTION. A l'apophyse styloïde de l'occipital.

PARTICULARITÉS. *Bidactyles & quadridactyles réguliers.* Plus gros.

Quadridactyles irréguliers. Plus court & plus petit.

§. I X.

Le Sous-Dorso-Trachélien.

Noms anciens. { *Le Long Fléchisseur de l'encolure.*
{ *Le Droit antérieur & inférieur.* (VITET.)

CARACTERES. Masse composée de plusieurs faisceaux charnus & tendineux, qui paroissent former autant de muscles particuliers & distincts : cette disposition n'a lieu que sur l'encolure, tandis que ce muscle, sur les vertebres du dos, forme une seule portion charnue & épaisse : il fléchit exactement l'encolure, en pliant chaque vertebre l'une sur l'autre.

POSITION. Appliqué immédiatement sur le corps des six premieres vertebres du dos & de toutes les vertebres du col.

ORIGINE. De la face sous-dorsale des six premieres vertebres.

INSERTION. A toute la face trachélienne de chaque vertebre.

PARTICULARITÉS. *Quadridactyles réguliers.* Moins gros & parfaitement séparé de celui du côté opposé.

ARTICLE II.

Des Muscles du Dos & des Lombes.

Parmi les muscles de ces parties, les uns sont situés supérieurement sur la face dorsale & lombaire, tandis que le plus petit nombre est placé à la face sous-lombaire.

1°. *Des Muscles de la Face Dorsale & Lombaire.*

De tous ceux qui sont apposés sur ces parties, les uns appartiennent à l'épaule, d'autres au bras & au thorax, quelques autres vont s'attacher au col & meuvent l'encolure ; mais le plus grand nombre dépend du dos & des lombes : tous sont pairs, au nombre de dix de chaque côté, & séparés de ceux du côté opposé par les apophyses épineuses des vertebres du dos & des lombes.

PARAGRAPHE PREMIER.

Le Dorso-Acromien.

Nom ancien. *La portion postérieure du Trapese.* (BOURGELAT.)

CARACTERES. Applati, large, trapésoïdal ; il porte l'extrémité dorsale du scapulum en haut & en arriere.

POSITION. Sous l'aponévrose du sous-cutané-thorachique, & sur les parties latérales & postérieures du sommet du dos, que l'on nomme le *garot* dans les monodactyles & dans les bidactyles.

ORIGINE. Par une aponévrose, des apophyses épineuses des vertebres du dos, à compter de celles qui en forment le sommet.

INSERTION. Par un fort tendon à la tubérosité de l'acromioïde.

PARTICULARITÉS. *Bidactyles*. Plus large & plus épais.

Quadridactyles. Parfaitement distinct du cervico-acromien ; il s'attache à toute l'extrémité supérieure de l'acromioïde jusqu'à sa tubérosité.

§. I I.
Le Dorso-sous-Scapulaire.

Nom ancien. *Le Rhomboïde.*

CARACTERES. Entiérement charnu, applati, court, rhomboïdal ; il porte l'épaule directement en haut.

POSITION. Sous le précédent, sur les parties latérales du sommet du dos.

ORIGINE. Des apophyses épineuses les plus élevées des vertebres formant le sommet du dos.

INSERTION. A la face interne du cartilage du scapulum, en arriere du cervico-sous-scapulaire.

PARTICULARITÉS. *Monodactyles*. Parfaitement distinct du cervico-sous-scapulaire.

Bidactyles. Peu distinct de ce dernier.

Quadridactyles irréguliers. Plus épais, composé

de deux portions, dont une postérieure, grêle, longue, arrondie, se termine par une aponévrose à
l'angle dorsal du scapulum.

§. III.

Le Dorso-Huméral.

Noms anciens. { *Le Grand Dorsal.* (BOURGELAT.)
{ *Le Large Dorsal.* (LAFOSSE.)

CARACTERES. Applati, très-large, très-étendu,
formant du côté de son origine une aponévrose
très-grande qui s'étend sur le dos, les lombes & jusqu'au bassin ; il porte le bras & tout le membre en
haut & en arriere, en le faisant tourner en dedans.

POSITION. Sur la région costale du thorax qu'il
recouvre en partie ; il se porte obliquement du
dos au bras.

ORIGINE. Par une large & forte aponévrose,
des apophyses épineuses des dernieres vertebres du
dos, à compter de celles qui en forment le sommet ;
il s'attache aussi à l'épine lombaire.

INSERTION. Par une très-légere aponévrose
avec le scapulo-huméral interne, à la tubérosité
interne du corps de l'humerus.

PARTICULARITÉS. *Monodactyles.* Son aponévrose très-étendue, qui vient de l'épine du dos &
des lombes, s'étend encore sur la hanche.

Bidactyles. Moins étendu, ne venant que du dos.

§. IV.

Le Dorso-Costal.

Noms anciens. { *Le Dentelé antérieur.* (LAFOSSE.)
La portion antérieure du Dentelé de la respiration. (BOURGELAT.)

CARACTERES. Applati , ayant une large & très-mince aponévrose du côté du dos ; sa portion charnue aussi très-mince , est légérement dentelée ; il éleve les côtes.

POSITION. Sous l'épaule , sur la partie supérieure & antérieure de la région costale.

ORIGINE. Par une aponévrose très-mince des apophyses épineuses des vertebres formant le sommet du dos.

INSERTION. Par une légere aponévrose , à la face externe des dernieres côtes sternales , & des premieres asternales.

PARTICULARITÉS. *Monodactyles.* Sept à huit dentelures réunies ensemble par une aponévrose très-mince , attachée aux quatre dernieres côtes sternales & aux trois premieres asternales. Les dernieres digitations passent par-dessus les digitations antérieures du lombo-costal.

Bidactyles & *quadridactyles réguliers.* Six digitations attachées à la cinq , six , sept , huit , neuf & dixieme côte.

Quadridactyles

Quadridactyles irréguliers. Sept digitations beaucoup plus épaisses, implantées aux sept côtes suivantes, à compter de la quatre à cinquieme.

§. V.

Le Lombo-Costal.

Noms anciens. { *Le Dentelé postérieur.* (LAFOSSE.) *La portion postérieure du Dentelé de la Respiration.* (BOURGELAT.)

CARACTERES. Large, applati, mince, aponévrotique du côté du dos, charnu sur les côtes; la portion charnue forme plusieurs dentelures bien distinctes; il porte en arriere & en haut les côtes auxquelles il se termine.

POSITION. Sous le dorso-huméral, recouvrant la partie supérieure des côtes asternales ainsi que les lombes.

ORIGINE. Par une aponévrose, de l'épine lombaire.

INSERTION. Par des digitations, au bord postérieur des dernieres côtes.

PARTICULARITÉS. *Monodactyles.* Sept à huit dentelures pour les sept à huit dernieres côtes, les deux dentelures antérieures étant recouvertes par les postérieures du dorso-costal.

Bidactyles. Quatre dentelures, une pour chaque derniere côte; les dentelures postérieures sont plus épaisses que les antérieures.

L

Quadridactyles réguliers. Sept digitations pour les sept dernieres côtes.

Quadridactyles irréguliers. Quatre à cinq dentelures.

§. VI.

L'Ilio-Dorsal.

Noms anciens. { *Le Long Dorsal.*
{ *Le Très-long du Dos.* (LAFOSSE.)

CARACTERES. Très-long, très-fort, gros, épais, charnu & tendineux, pyramiforme antérieurement, depuis le sommet du dos ; composé de plusieurs portions, qui plient chaque vertebre l'une sur l'autre, d'où résulte un mouvement général assez considérable ; il concourt à la ruade & à la pesade dans les monodactyles.

POSITION. Le long de la face lombaire & dorsale, en s'attachant à toutes les éminences qui se trouvent sur ces faces.

ORIGINE. Du bord lombaire de la région iliale, & des éminences de toutes les vertebres des lombes, par autant de forts tendons.

INSERTION. A toutes les éminences des vertebres du dos, & par un tendon long & applati à l'apophyse trachélienne de la derniere vertebre du col ; il s'attache, de plus, par autant de forts tendons, au bord postérieur de chaque côte.

PARTICULARITÉS. *Monodactyles & bidactyles.*

Vers son origine il reçoit une pointe pyramidale du grand ilio-trochantérien.

Quadridactyles réguliers. Antérieurement confondu avec le dorso-trachélien.

Quadridactyles irréguliers. Très-épais , très-fort vers la région lombaire.

ANNOTATIONS. Dans le bœuf , une portion grêle, ronde , vient du bord lombaire de la région iliale , & va au bord postérieur de la derniere côte.

§. VII.

Le Dorso-Trachélien.

Nom ancien. *Le Court Transversal.*

CARACTERES. Applati , épais , composé de plusieurs portions dont les externes ont une direction opposée aux internes ; chaque portion est terminée par un tendon ; il étend l'encolure , & tire le dos en avant quand son point fixe est à l'encolure.

POSITION. Sous la portion cervicale du costo-sous-scapulaire , & sur la partie supérieure des premieres côtes.

ORIGINE. Des apophyses transverses des premieres vertebres du dos, par autant de tendons.

INSERTION. Aux apophyses trachéliennes des trois à quatre dernieres vertebres du col.

PARTICULARITÉS. *Monodactyles* & *bidactyles.* Bien distinct de l'ilio-dorsal. Insertion aux apophyses trachéliennes des trois dernieres vertebres.

Quadridactyles réguliers. Paſſant au-deſſous de la pointe du précédent.

Quadridactyles irréguliers. Peu diſtinct de la pointe pyramiforme de l'ilio-dorſal ; il s'attache aux apophyſes trachéliennes de toutes les vertebres, & même à la face occipitale.

§. VIII.

Le Dorſo-Cervical.

Nom ancien. *Le Long Epineux.*

CARACTERES. Long, gros, fort, tendineux & charnu, compoſé de pluſieurs portions ; il étend l'encolure & porte quelquefois le ſommet du dos en avant, ſur-tout dans la ruade, alors ſon point fixe eſt à l'encolure.

POSITION. Tout le long du ſommet du dos, au-deſſus des deux precédens, & ſous le dorſo-ſousſcapulaire & le dorſo-occipital.

ORIGINE. Par de forts tendons, de l'épine dorſale.

INSERTION. Aux apophyſes épineuſes des deux à trois dernieres vertebres du col.

PARTICULARITÉS. *Monodactyles & quadridactyles irréguliers.* Peu diſtinct de l'ilio-dorſal.

Quadridactyles réguliers. De ſon milieu part une portion qui va gagner la tête avec le dorſo-occipital.

§. IX.

Les Transverso-Épineux.

Nom ancien. *Les Épineux-Transversaires.*

CARACTERES. Faisceaux charnus & tendineux, continus les uns aux autres, ne formant, pour ainsi dire, qu'une seule couche dirigée de derriere en devant & de bas en haut : c'est pourquoi nous les considérons ensemble ; ils plient les vertebres l'une sur l'autre, en tirant les apophyses épineuses en arriere & en bas.

POSITION. Immédiatement sur le côté des apophyses épineuses des vertebres du dos & des lombes, au-dessous de l'ilio-dorsal & du dorso-cervical.

ORIGINE. De l'apophyse transverse de chaque vertebre du dos.

INSERTION. Au bord postérieur de l'apophyse épineuse de la deuxième à troisieme vertebre précédent l'origine.

PARTICULARITÉS. *Quadridactyles irréguliers.* Epais, forts & bien séparés les uns des autres.

§. X.

Les Inter-Épineux.

CARACTERES. Très-courts, charnus & ligamenteux ; ils rapprochent les apophyses épineuses des vertebres l'une de l'autre.

POSITION. Entre les apophyses épineuses.

ORIGINE. Du bord antérieur d'une apophyse épineuse.

INSERTION. Au bord postérieur de l'apophyse épneuse de la vertebre précédente.

PARTICULARITÉS. *Monodactyles & bidactyles.* Ces muscles sont remplacés par des ligamens très-courts & très-forts, qui paroissent composés de deux plans de fibres qui se croisent.

2°. *Des Muscles de la Face sous-lombaire.*

Tous les muscles qui sont situés à cette face sont pairs, longs, plus ou moins forts ; les uns appartiennent à la cuisse, d'autres meuvent le bassin & les lombes ; ils sont au nombre de quatre de chaque côté.

PARAGRAPHE PREMIER.

Le Sous-Lombo-Trochantinien.

Nom ancien. *Le Psoas de la Cuisse.*

CARACTERES. Long, épais, charnu, tendineux, pyramiforme à son insertion ; il porte le fémur en avant & le fléchit.

POSITION. Sur la face sous-lombaire, en dehors du sous-lombo-pubien, au-dessus des reins ; il passe par l'ouverture crurale pour gagner le fémur.

ORIGINE. De la face sous-lombaire & des deux dernieres côtes.

INSERTION. Par un gros tendon , au trochantin.

PARTICULARITÉS. *Quadridactyles irréguliers.*
Sans attaches aux côtes.

§. I I.

L'Iliaco-Trochantinien.

Nom ancien. *L'Iliaque.*

CARACTERES. Gros , très-épais , court , divisé
en deux portions entre lesquelles passe la pointe
pyramidale du précédent , dont il est congénére.

POSITION. Sur toute la face iliaque , passant
par l'ouverture crurale.

ORIGINE. De toute la face iliaque.

INSERTION. Avec le précédent , par un gros
tendon qui leur est commun.

PARTICULARITÉS. *Quadridactyles irréguliers.*
Très-petit , confondu avec le précédent.

§. I I I.

Le Sous-Lombo-Pubien.

Nom ancien. *Le Psoas des Lombes.*

CARACTERES. Long , pyramiforme , tendineux
à son bord ainsi qu'à son extrémité inférieure ; il
porte le bassin en avant.

POSITION. Du côté interne du sous-lombo-trochantinien , & tout le long du corps des vertebres
des lombes.

ORIGINE. Du corps des vertebres des lombes.

INSERTION. Par un fort tendon, au bord abdominal de la région pubienne.

§. IV.

Le Costo-sous-Lombaire.

Nom ancien. *Le Quarré des Lombes.* (FLANDRIN.)

CARACTERES. Petit muscle très-mince, composé de plusieurs bandelettes charnues & aponévrotiques.

POSITION. Au-dessus du sous-lombo-trochantinien, appliqué immédiatement sur toutes les apophyses transverses des vertebres des lombes.

ORIGINE. Des deux dernieres côtes.

INSERTION. Aux apophyses transverses de toutes les vertebres des lombes & au coxal.

PARTICULARITÉS. *Quadridactyles irréguliers.* Plus épais, plus fort.

ARTICLE III.

Des Muscles du Thorax.

Parmi les muscles de cette partie, les uns sont situés à la région du dos, nous en avons déjà parlé ; d'autres appartiennent à la région costale ; de très-gros recouvrent la région sternale ; un seul très-étendu, cantonné sur le thorax, sur l'abdomen & sur une partie des membres, fait, pour ainsi dire,

une claffe particuliere ; c'eft une efpece d'enveloppe fous-cutanée dont nous ferons ici une defcription particuliere.

Le Sous-Cutané-Thorachique.

Nom ancien. *Le Pannicule charnu.*

CARACTERES. Sorte d'enveloppe fous-cutanée,
charnue & aponévrotique, applatie, très-étendue,
recouvrant antérieurement l'épaule, le bras & une
partie de l'avant-bras ; fupérieurement le dos & les
lombes ; poftérieurement la croupe & même la
cuiffe, s'étendant enfuite fur l'abdomen & le thorax, où fes fibres font dirigées obliquement de
haut en bas, & de derriere en devant ; ce mufcle
eft deftiné à la corrugation de la peau.

POSITION. Immédiatement fous la peau, à laquelle il adhere fortement.

ORIGINE. De l'épine dorfale & lombaire, ou
il fe réunit avec celui du côté oppofé.

INSERTION. Dans toute fa circonférence.

1°. *Antérieurement.* Il fournit une aponévrofe
qui recouvre l'épaule & le bras, & enveloppe les
parties inférieures du membre.

2°. *Poftérieurement.* Il s'étend fur la hanche &
la cuiffe, par une aponévrofe, qui forme, comme
au membre antérieur, une gaîne pour les parties
inférieures.

3°. *Inférieurement.* Il se termine à la ligne médiane de l'abdomen , & fournit aussi de fortes aponévroses pour les parties génitales.

PARTICULARITÉS. *Monodactyles.* Aponévrotique sur les dernieres côtes & le flanc , formant sur l'épaule & le bras une portion charnue dont la direction des fibres est de haut en bas : c'est cette portion que *Lafosse* nomme le muscle *moyen peaucier* ou *peaucier brachial.*

Bidactyles. Large aponévrose sur le dos , sa portion charnue plus épaisse.

Quadridactyles irréguliers. Moins épais , la direction de ses fibres moins oblique.

ANNOTATIONS. Dans tous les animaux qui urinent par bond , ce muscle fournit une portion charnue qui , de l'extrémité postérieure de la ligne médiane de l'abdomen , va embrasser le corps du *penis.*

1°. *Des Muscles de la Région Costale.*

Les muscles de cette région sont au nombre de huit , les uns occupent les espaces inter-costaux ; d'autres sont couchés tout le long des côtes ; un seul gros & épais meut le scapulum : nous comprenons aussi dans cette classe une cloison , mi-charnue & mi-aponévrotique , qui sépare l'abdomen du thorax , & qui seule est un muscle impair.

PARAGRAPHE PREMIER.

Le Costo-sous-Scapulaire.

Nom ancien. *Le grand Dentelé de l'Epaule.*

CARACTERES. Large, épais, flabelliforme, dentelé, mêlé de quelques fibres tendineuses très-fortes, composé de deux portions, une costale, l'autre cervicale ; il tire l'épaule en bas, en l'appliquant contre les côtes.

POSITION. Entre le scapulum & les côtes.

ORIGINE. De la surface externe des premieres côtes & des apophyses trachéliennes des dernieres vertebres du col, par autant de dentelures.

INSERTION. A la face sous-scapulaire, au-dessus de la fosse de ce nom.

PARTICULARITÉS. Dans les grands animaux comme les *monodactyles* & les *bidactyles*, ce muscle est recouvert d'une forte couche aponévrotique, qui, vers le scapulum, est séparée de la portion charnue par un tissu cellulaire très-abondant.

Monodactyles. La portion costale peu distincte de la cervicale. La premiere comprend sept à huit digitations, & la deuxieme cinq à six.

Bidactyles. Les deux portions bien distinctes l'une de l'autre, la costale comprend six à sept digitations, & la cervicale six à huit, dont quatre pour les apophyses trachéliennes des quatre dernieres vertebres.

Quadridactyles réguliers. La portion coſtale ayant cinq digitations ; elle eſt bien ſéparée de la cervicale qui comprend ſix digitations, dont trois pour les trois dernieres vertebres du col.

Quadridactyles irréguliers. La portion coſtale a quatre à cinq digitations ; la cervicale en comprend huit, dont ſix pour les ſix dernieres vertebres du col.

§. I I.
Le Trachélo-Coſtal.

Noms anciens. $\begin{cases} \text{L'} \textit{Intercoſtal commun.} \text{ (BOURGELAT.)} \\ \textit{Le Long Intercoſtal.} \text{ (LAFOSSE.)} \end{cases}$

CARACTERES. Très - long, grêle, charnu & tendineux, compoſé de deux plans de fibres, la direction du plan externe étant de derriere en devant, & celle du plan interne de devant en arriere ; il éleve les côtes & concourt à la dilatation du thorax.

POSITION. Tout le long de la partie ſupérieure des côtes, depuis les vertebres du col juſqu'à celle des lombes.

ORIGINE. Des apophyſes trachéliennes des deux dernieres vertebres du col.

INSERTION. Aux bords antérieurs & poſtérieurs des côtes, & par deux petits tendons applatis aux apophyſes tranſverſes des deux premieres vertebres des lombes.

PARTICULARITÉS. *Quadridactyles irréguliers.*

Sans attaches aux vertebres des lombes, il envoie une portion charnue au muscle ilio-dorsal.

§. I I I.

Le Costo-Sternal.

Nom ancien. *Le Transversal de la Respiration.*

CARACTERES. Petite bandelette étroite, mince, applatie & courte; il concourt à porter le sternum en avant.

POSITION. Sur les quatre premieres côtes, obliquement, du milieu de la premiere au sternum.

ORIGINE. De la premiere côte.

INSERTION. Au sternum par une aponévrose, au niveau de la troisieme ou quatrieme côte.

PARTICULARITÉS. *Monodactyles* & *quadridactyles irréguliers.* Son aponévrose paroît se continuer avec celle du sterno-pubien.

§. I V.

Les Transverso-Costaux.

Nom ancien. *Les Releveurs des Côtes.*

CARACTERES. Petits, très-courts, ronds, presqu'aussi nombreux que les côtes qu'ils relevent.

POSITION. Sous l'ilio - dorsal, dans l'espace triangulaire qui résulte de l'articulation d'une côte avec une vertebre du dos.

ORIGINE. De l'apophyse transverse d'une vertebre.

INSERTION. A la partie supérieure du bord antérieur de la côte suivante.

PARTICULARITÉS. *Bidactyles*. Plus épais & parfaitement distincts des inter-costaux externes.

§. V.

Les Intercostaux externes.

CARACTÈRES. Bandes charnues, applaties, minces, composées de fibres qui sont dirigées obliquement de haut en bas, & de devant en arriere; chaque muscle rapproche la côte postérieure de l'antérieure.

POSITION. Dans les espaces inter-costaux du côté externe.

ORIGINE. Du bord postérieur d'une côte.

INSERTION. Au bord antérieur & sur la face externe de la côte suivante.

PARTICULARITÉS. *Bidactyles & quadridactyles irreguliers.* Dans les espaces des cartilages des côtes sternales & des premieres asternales, on observe des faisceaux charnus très-forts, qui paroissent former autant de muscles particuliers & distincts.

§. VI.

Les Intercostaux Internes.

CARACTERES. Les mêmes que les précédens, seulement moins épais, & leur direction étant contraire & opposée.

POSITION. Sous les précédens.

ORIGINE. Du côté interne du bord postérieur d'une côte.

INSERTION. Au côté interne du bord antérieur de la côte suivante.

PARTICULARITÉS. *Monodactyles.* Ces bandes manquent inférieurement entre quelques côtes asternales, & entre leurs cartilages.

§. V I I.

Les Sterno-Costaux.

Noms anciens. { *Les Muscles du Sternum.* (BOURGELAT). *Les Triangulaires du Sternum.* (FLAND.)

CARACTERES. Très-courts, très-minces, entiérement charnus, triangulaires ; ils portent les cartilages des côtes en avant.

POSITION. Du côté interne, dans les espaces formées par les cartilages des côtes sternales.

ORIGINE. Du sternum, dans l'espace d'un cartilage à l'autre.

INSERTION. En se divergeant, au bord antérieur & postérieur des deux cartilages.

PARTICULARITÉS. *Quadridactyles réguliers.* Plus forts, plus épais.

§. V I I I.

Le Diaphragme.

CARACTERES. Large cloison, charnue dans

toute fa circonférence , aponévrotique dans fon centre , féparant le thorax de l'abdomen , concave dans fon centre du côté de l'abdomen , convexe de l'autre côté ,dentelée à fa circonférence, excepté vers la face fous-dorfale où elle fournit deux prolongemens d'un inégal volume, qu'on nomme les *piliers du diaphragme* ; cette cloifon eft percée de trois ouvertures, deux dans le centre & une fupérieure : des deux premieres, l'une fe trouve déviée à gauche, & donne paffage à l'œfophage ; l'autre précifément dans le centre, donne paffage à la veine cave ; la troifieme fous-dorfale, fe trouve entre les piliers & par-là paffe l'aorte poftérieure, le canal thorachique & un cordon nerveux.

Ce mufcle eft le principal agent de la refpiration ; lors de fon action il eft infpirateur, & expirateur dans fon relâchement.

POSITION. Obliquement, de haut en bas & de derrière en devant, entre le thorax & l'abdomen.

ORIGINE. De toute fa circonférence.

1°. De la face interne de la réunion de toutes les côtes afternales avec leurs cartilages ; de celle des dernières fternales ; de la bafe du prolongement abdominal du fternum, par plufieurs dentelures.

2°. De la face fous-lombaire, par deux forts tendons que portent les piliers.

INSERTION.

INSERTION. Toutes les fibres charnues se réunissent de la circonférence, en forme de rayons,
pour former le centre aponévrotique, & là elles se
croisent en tous sens (1).

PARTICULARITÉS. *Monodactyles.* De la partie
postérieure du pilier gauche naît un petit faisceau
musculeux, que le *C. Hénon* a regardé comme un
muscle particulier auquel il a donné le nom d'*accé-
lérateur du canal thorachique* (2).

Bidactyles. Les piliers plus épais. J'ai trouvé
dans un veau le faisceau musculeux dont je viens
de parler.

2°. *Des Muscles de la Région Sternale.*

Les muscles apposés sur cette partie sont grands,
larges, plus ou moins épais ; ils vont au scapulum
ou à l'humerus, & sont au nombre de quatre, de
chaque côté. L'on n'en compte que trois dans les
bidactyles & dans les quadridactyles irréguliers.

------

(1) Aucun anatomiste n'a encore bien déterminé la structure particulière de ce centre aponévrotique. *Flandrin* y a
travaillé très-long-temps ; c'est ce qui lui a fait observer une
grande quantité de vaisseaux qui s'ouvrent du côté de la face
abdominale.

(2) Le *C. Henon*, professeur d'anatomie, directeur-adjoint
à l'école vétérinaire de Lyon, a donné la description de ce
muscle dans le *Recueil des actes de la Société de santé de Lyon*.

PARAGRAPHE PREMIER.

Le Sterno-Aponévrotique.

Nom ancien. *La portion postérieure du Commun au Bras &*
à l'Avant-Bras.

CARACTERES. Large, mince, rhomboïdal dans quelques-uns, charnu jusqu'au bras, où il dégénere en une large aponévrose qui se porte sur les parties inférieures, pour former, avec l'aponévrose du sous-cutané-thorachique, cette forte gaîne qui enveloppe & comprime les muscles apposés sur les parties inférieures du membre.

Ce muscle est essentiellement destiné à la compression de ceux qu'il recouvre, afin d'en augmenter la force; il concourt aussi à porter le membre en dedans.

POSITION. Immédiatement sous la peau des ars, entre le sternum & l'humerus.

ORIGINE. De la partie postérieure de la face externe du sternum.

INSERTION. A la face interne de l'humerus & du cubitus, par une forte aponévrose qui se prolonge ensuite sur les parties inférieures.

PARTICULARITÉS. *Monodactyles.* Fort, bien distinct du sterno-huméral, d'une couleur plus pâle.

Quadridactyles irréguliers. Sorte de faisceau charnu, étroit, épais, qui va avec le sterno-huméral se terminer à la face antérieure de l'humerus.

§. I I.

Le Sterno-Huméral.

Nom ancien. *Le Commun au Bras & à l'Avant-Bras.*

CARACTERES. Maſſe charnue, courte, arrondie; il tire le bras en avant, & le fait tourner un peu en dedans.

POSITION. Entre le prolongement cervical du ſternum & l'humerus, en avant du précédent.

ORIGINE. Du ſternum, près du prolongement cervical.

INSERTION. Par un tendon, à la partie inférieure de la face antérieure de l'humerus.

PARTICULARITÉS. *Monodactyles.* Compoſé de deux portions, l'externe groſſe, cylindrique, eſt dirigée de devant en arriere; l'interne applatie, vient de derriere en devant.

Bidactyles. Compoſé de deux portions applaties.

Quadridactyles irréguliers. Deux portions, l'externe cylindroïde, l'interne applatie, va à l'extrémité ſcapulaire de l'humerus.

§. I I I.

Le Sterno-Trochinien.

Nom ancien. *Le Grand Pectoral.*

CARACTERES. Groſſe maſſe charnue, épaiſſe, pyramiforme; ce muſcle porte l'extrémité ſcapulaire de l'humerus en arriere & en dedans, & entraîne en même temps tout le membre.

POSITION. Sur les parties latérales & postérieures du sternum, sous le sterno-aponévrotique; il s'étend aussi sur les muscles de l'abdomen, envoie des fibres tendineuses qui traversent les aponévroses du costo-abdominal & de l'ilio-abdominal, & vont s'implanter dans le sterno-pubien.

ORIGINE. Du pourtour du prolongement abdominal du sternum, & du cartilage des dernieres côtes sternales.

INSERTION. Au trochin & au trochiter.

PARTICULARITÉS. *Bidactyles*. Plus gros.

§. I V.

Le Sterno-Scapulaire.

Noms anciens. { *Le Petit Pectoral.* / *Le Pectoral antérieur.* (VITET.)

CARACTERES. Moins gros que le précédent, pyramiforme; il tire l'épaule en bas, en la rapprochant des côtes.

POSITION. En avant du précédent, s'étendant depuis le sternum jusqu'à l'angle cervical du scapulum, en diminuant de volume, recouvert par le mastoïdo-humeral.

ORIGINE. Du sternum, en avant du précédent.

INSERTION. A la tubérosité de l'angle cervical

du fcapulum ; il s'étend auffi par une légere aponévrofe fur la face fus-fcapulaire.

PARTICULARITÉS. *Bidactyles* & *quadridactyles
irréguliers.* Abfent, mais alors le fterno-trochinien
eft plus gros.

ARTICLE IV.

Des Mufcles de l'Abdomen.

Les mufcles de cette partie font au nombre de
quatre de chaque côté : trois fe terminent au milieu
de l'abdomen, c'eft-à-dire, que ceux d'un côté,
vont fe réunir avec ceux du côté oppofé, d'où
réfulte un entrelacement des fibres aponévrotiques
formant une efpece de couture qui divife également en deux les parois de l'abdomen : on nomme
cet entrelacement *ligne médiane de l'abdomen* ; il
eft vulgairement connu fous le nom de *ligne blanche.*

Ces mufcles font applatis, larges, forts, très-éten-
dus ; ils compofent les parois inférieures de l'abdomen, foutiennent & compriment tous les vifceres
contenus dans cette cavité ; pour que cette com-
preffion foit uniforme, & que tous ces mufcles
puiffent agir fans fe gêner mutuellement, on voit
que dans l'endroit où l'un eft charnu, l'autre eft
aponévrotique, il en réfulte que les fibres charnues
font également diftribuées par-tout, & que ces
mufcles gliffent facilement l'un fur l'autre.

Ils font recouverts extérieurement d'une très-large aponévrofe jaunâtre, élaftique & qui eft très-épaiffe dans les grands animaux, où les vifceres forment un poids confidérable fur ces parois ; nous nommons cette aponévrofe *tunique abdominale* (1).

PARAGRAPHE PREMIER.

Le Cofto-Abdominal.

Nom ancien. *Le Grand Oblique.*

CARACTERES. Le plus étendu de tous ceux de l'abdomen ; fa portion charnue qui eft dente-lée, recouvre la partie inférieure des côtes fternales & des dernieres afternales, & s'étend fur le flanc jufqu'à la hanche : fon aponévrofe très - forte & très-large, fe porte entre la tunique abdominale & l'aponévrofe de l'ilio-abdominal, en les croifant pour gagner toute la ligne médiane ; ce mufcle releve cette ligne, & tire quelquefois les côtes en bas & en arriere.

POSITION. immédiatement au-deffus de la tunique abdominale.

ORIGINE. De la face externe des côtes afternales & des dernieres fternales, par autant de dentelures

____

(1) Selon *Flandrin*, cette tunique prend fa naiffance à la ligne médiane de l'abdomen, & eft la continuation des fibres aponévrotiques des mufcles du côté oppofé.

dont les antérieures s'entrelacent avec celles du costo-sous-scapulaire ; il vient aussi de l'angle externe de la région iliale.

INSERTION. A la ligne médiane & au bord abdominal de la région pubienne.

PARTICULARITÉS. *Monodactyles*. Quatorze digitations du côté des côtes , dont huit pour l'entrelacement avec le costo-sous-scapulaire.

Bidactyles. Dix à onze digitations , dont sept pour l'entrelacement avec le même muscle.

Quadridactyles réguliers. Dix digitations , six pour le même.

Quadridactyles irréguliers. Neuf à dix digitations, dont trois pour le même.

ANNOTATIONS. Ce muscle , de son attache à l'angle de la hanche , va à la région pubienne sans contracter aucune adhérence , & forme une ouverture que l'on nomme *crurale ;* en avant & près de la région pubienne , il est percé d'une autre ouverture annulaire , que l'on nomme *spermatique ,* parce qu'elle donne passage au cordon spermatique.

§. I I.

L'Ilio-Abdominal.

Nom ancien. *Le Petit Oblique.*

CARACTERES. Plus petit que le précédent , ne s'étend pas au-delà de l'abdomen , se porte obliquement de la hanche à la ligne médiane, est charnu du côté de son origine, & dégénere bientôt en une large & forte aponévrose, qui, en gagnant la ligne médiane, croise celle du précédent avec laquelle elle adhere fortement ; ce muscle porte la ligne médiane en arriere & en haut.

POSITION. Entre le précédent & le lombo-abdominal.

ORIGINE. De l'angle externe de la région iliale, par une grosse portion charnue qui va en divergeant & en diminuant d'épaisseur.

INSERTION. Par son aponévrose, à toute la ligne médiane, & par quelques tendons applatis à la face interne du cartilage des quatre à cinq dernieres côtes asternales.

PARTICULARITÉS. *Quadridactyles irréguliers.* Postérieurement son aponévrose se divise en deux lames, l'une passe par-dessus, l'autre par-dessous le sterno-pubien.

§. III.

Le Sterno-Pubien.

Noms anciens. { *Le Droit.*
{ *Le Longitudinal.* (VITET.)

CARACTÈRES. Sorte de sangle longue, applatie, portant des intersections tendineuses, interposées transversalement de distance en distance, & plus multipliées antérieurement que postérieurement. Ce mufcle augmente de largeur depuis fon origine jufques vers l'ombilic, il diminue enfuite très-vîte, & devient plus épais ; cette augmentation & cette diminution ont lieu aux dépens du bord externe ; il rapproche le baffin du thorax.

POSITION. Tout le long de la ligne médiane, entre l'aponévrofe du précédent & celle du lombo-abdominal.

ORIGINE. Des parties latérales du fternum & de fon prolongement abdominal ; des cartilages des dernieres côtes fternales & des premieres afternales.

INSERTION. Par un gros tendon très-court, au bord abdominal de la région pubienne.

PARTICULARITÉS. *Monodactyles.* Ce mufcle, près & en arriere du prolongement abdominal du fternum, reçoit du cartilage des premieres côtes afternales & des dernieres fternales, une production ligamenteufe large, jaunâtre & élaftique.

Quadridactyles irréguliers. Il s'attache par une forte aponévrofe aux cartilages des côtes fternales.

§. I V.

Le Lombo-Abdominal.

Noms anciens. $\begin{cases} \textit{Le Tranfverfe.} \\ \textit{Le Droit.} \text{ (VITET.)} \end{cases}$

CARACTERES. Mince, applati, charnu, dentelé du côté externe, large aponévrose du côté interne, qui eſt très-mince & très-large poſtérieurement, tandis qu'antérieurement elle eſt moins large & beaucoup plus denſe ; ce muſcle releve la ligne médiane.

POSITION. Sur tout l'abdomen, entre le péritoine & les muſcles précédens.

ORIGINE. Des apophyſes tranſverſes des vertebres des lombes, de la face interne du cartilage de toutes les côtes aſternales & des dernieres ſternales.

INSERTION. A toute la ligne médiane.

PARTICULARITÉS. *Quadridactyles irréguliers.* Sa portion charnue plus étendue ; poſtérieurement ſon aponévroſe paſſe ſur la face externe du ſterno-pubien.

ANNOTATIONS. De l'attache de tous ces muſcles à la région pubienne, réſulte un gros tendon rond qui ſe porte de côté ſous le pubio-ſous-trochantinien, en gliſſant dans une couliſſe qui eſt ſur le bord abdominal de cette même région, & va s'inférer au fond de la cavité cotyloïde du coxal avec le ligament qui vient du fémur.

On obſerve que la tunique abdominale fournit poſtérieurement une large aponévroſe, qui paſſe ſur l'ouverture crurale pour recouvrir la cuiſſe & les parties inférieures du membre ; nous la nommons *enveloppe crurale.*

TROISIEME SECTION.

Des Muscles situés au pourtour du Bassin.

Ces muscles sont en très-grand nombre ; la plupart gros, epais & très-forts meuvent la cuisse, nous en parlerons dans la description des muscles des membres postérieurs ; d'autres très-courts appartiennent aux organes splanchniques renfermés dans la cavité pelvienne, ce sont les muscles de l'anus & des parties sexuelles, nous en renvoyons la description à la Splanchnologie ; quelques autres recouvrent le prolongement coccygien, nous en placerons ici la description.

Des Muscles de la Queue ou prolongement Coccygien.

Ces Muscles longs & grêles, sont au nombre de quatre de chaque côté.

PARAGRAPHE PREMIER.

La Sacro-Coccygien supérieur.

CARACTERES. Long, allant en diminuant de volume jusqu'à l'extrémité de la queue, composé de plusieurs faisceaux grêles & charnus, qui plient les os coccygiens les uns sur les autres ; un de ces faisceaux apposé sur le sacrum, gros & épais, paroît former un muscle particulier ; il releve la queue.

POSITION. Sur le côté de la crête spinale du

facrum , fur la face fupérieure du prolongement coccygien jufqu'à fon extrémité.

ORIGINE. De la crête fpinale du facrum.

INSERTION. Par de petits tendons , aux éminences fupérieures de tous les os coccygiens.

§. I I.

Le Sacro-Coccygien inférieur.

CARACTERES. Les mêmes que le précédent , ayant du côté interne une rangée d'autres petits faifceaux charnus, que *Bourgelat* a confidéré comme un mufcle particulier, qu'il appelle *facro-coccygien inférieur interne* ; il abaiffe la queue.

POSITION. A l'oppofé du précédent , tout le long de la face inférieure du facrum & du prolongement coccygien.

ORIGINE. De la face interne du facrum.

INSERTION. Par de petits tendons qui s'attachent aux éminences qui font fur la face inférieure de chaque os coccygien.

§. I I I.

Le Sacro-Coccygien latéral.

CARACTERES. Les mêmes que les précédens ; il plie la queue en la portant de côté.

POSITION. Sur le côté du facrum & du prolongement coccygien.

ORIGINE. De la face fupérieure du facrum , &

même des apophyſes épineuſes des deux dernieres vertebres des lombes.

INSERTION. Aux éminences latérales des os coccygiens.

§. I V.

L'Iſchio-Coccygien.

Nom ancien. *Le Sacro-Coccygien oblique.*

CARACTERES. Petite bande charnue, courte, très mince, qui porte la queue de côté en la tirant en bas.

POSITION. Dans la cavité pelvienne, oblïquement ſur les parties latérales du rectum.

ORIGINE. De la région iſchiale, par des fibres tendineuſes.

INSERTION. Au côté de la baſe du prolongement coccygien.

DEUXIEME DIVISION.

MUSCLES DES MEMBRES.

PREMIERE SECTION.

Des Muſcles des Membres Thorachiques ou Antérieurs.

De tous les muſcles de chaque membre thorachique, les uns couvrent le ſcapulum; d'autres l'humerus ; quelques autres le cubitus ; d'autres enfin occupent le pied.

On les divise en quatre articles principaux.

ARTICLE PREMIER.

Des Muscles apposés autour du Scapulum

Ces muscles gros & épais, ont leur insertion à l'extrémité scapulaire de l'humerus ; les uns occupent la face sus-scapulaire, les autres la face sous-scapulaire.

1°. *Des Muscles de la Face sus-Scapulaire.*

Les muscles qui se trouvent sur cette face, sont au nombre de quatre, recouverts par les sous-cutané-thorachique, dorso-acromien & cervico-acromien.

PARAGRAPHE PREMIER.

Le Sus-Acromio-Trochitérien.

Noms anciens. { *L'Antépineux.* (BOURGELAT.) / *Le Sur-Epineux.* (LAFOSSE.)

CARACTERES. Masse charnue, épaisse, ayant dans le corps de sa substance des lames tendineuses très-fortes, interposées de distance en distance ; il étend le bras.

POSITION. Dans toute la fosse sus-acromienne, sous le cervico-acromien.

ORIGINE. De toute cette même foſſe.

INSERTION. Par un gros tendon, au ſommet du trochiter.

PARTICULARITÉS. *Monodactyles & bidactyles.* Son tendon eſt bifurqué ; l'une des deux branches, la plus groſſe, va au trochiter, l'autre va au trochin.

§. I I.

L'Acromio-Huméral.

Noms anciens. { *Le Long Abducteur.* (BOURGELAT.)
{ *Le Grand Rond.* (VITET.)

CARACTERES. Charnu & tendineux, compoſé de deux portions ; il tourne le bras en dehors & concourt un peu à ſa flexion.

POSITION. Tout le long du bord poſtérieur du ſcapulum, ſur le ſous-acromio-trochitérien.

ORIGINE. Par un fort tendon très-large, de toute l'acromioïde.

INSERTION. Par un autre tendon étroit, à la tubéroſité externe qui eſt au bas du trochiter.

PARTICULARITÉS. *Monodactyles.* Son enveloppe tendineuſe eſt double, une lame s'attache au bord poſtérieur du ſcapulum, l'autre vient de l'acromioïde.

Quadridactyles irréguliers. Enveloppe tendineuſe très-forte.

§. III.

Le Sous-Acromio-Trochitérien.

Noms anciens. { *Le Postépineux.* (BOURGELAT.)
{ *Le Sous-Epineux.* (LAFOSSE.)

CARACTERES. Sa composition est la même que celle du sus-acromio-trochitérien ; il tourne l'humerus en dehors & le porte en arriere.

POSITION. Sous le tendon du précédent, dans toute la fosse sous-acromienne.

ORIGINE. De toute cette même fosse.

INSERTION. Par un tendon à la convexité du trochiter, & par un autre gros tendon au bas de cette même convexité sur laquelle il glisse en forme de coulisse.

PARTICULARITÉS. *Quadridactyles.* Plus épais, moins large.

§. IV.

Le Sus-Scapulo-Huméral.

Noms anciens. { *Le Court Abducteur.* (BOURGELAT.)
{ *Le Petit Rond.* (VITET.)

CARACTERES. Court, presque rond, charnu & tendineux ; il fait tourner le bras en dehors.

POSITION. Tout le long de la partie inférieure du bord postérieur du scapulum, sous l'acromio-huméral.

ORIGINE.

ORIGINE. Par un large tendon, du côté externe du bord postérieur du scapulum.

INSERTION. Par un autre tendon étroit, entre le trochiter & la tubérosité qui est au bas.

PARTICULARITÉS. *Monodactyles*. Plus large, plus épais.

2°. *Des Muscles de la Face sous-Scapulaire.*

Nous ne comptons à cette face que deux muscles seulement, qui servent à faire mouvoir le bras.

PARAGRAPHE PREMIER.

Le Sous - Scapulo - Trochinien.

Nom ancien. *Le Sous-Scapulaire.*

CARACTERES. Applati, pyramiforme, mêlé de fortes fibres tendineuses; il fait tourner le bras en dedans.

POSITION. Dans toute la fosse sous-scapulaire.

ORIGINE. De toute cette même fosse.

INSERTION. Au trochin, par un gros tendon qui adhere au ligament capsulaire.

PARTICULARITÉS. *Bidactyles*. Divisé en deux portions.

§. I I.

Le Sous-Scapulo-Huméral.

Nom ancien. *L'Adducteur du Bras.*

CARACTERES. Petite masse charnue & tendi-

N

neufe, un peu applatie ; ce mufcle fait tourner le bras en dedans.

POSITION. Tout le long du bord poftérieur du fcapulum, fous le fcapulo-olécranien.

ORIGINE. De tout le bord poftérieur du fcapulum.

INSERTION. Par un tendon applati & étroit, à la tubérofité interne qui eft au bas du trochin, où il s'attache avec le dorfo-huméral.

ARTICLE II.

Des Mufcles fitués autour de l'Humerus.

De tous ces mufcles, les uns couvrent la face antérieure de l'humerus, tandis que le plus grand nombre fe trouve à la face poftérieure.

1°. *Des Mufcles de la Face antérieure de l'Humerus, dite pré-humérale.*

Les mufcles qui couvrent cette face font au nombre de deux feulement ; ils fervent aux mouvemens de l'avant-bras.

PARAGRAPHE PREMIER.

Le Coraco-Cubital.

Noms anciens. { *Le Long Fléchiffeur, ou Fléchiffeur antérieur de l'Avant-Bras.* (BOURGELAT.) *Le Gros Fléchiffeur de l'Avant-bras.* (FL.)

CARACTERES. Gros, épais, cylindroïde, très-fort, enveloppé de fibres tendineuſes, ayant du côté de ſon origine un gros tendon très-denſe, qui paſſe & gliſſe ſur la couliſſe qui ſépare le trochiter du trochin ; il fléchit l'avant-bras.

POSITION. Tout le long de la face pré-humérale, ſous le ſterno-aponévrotique & ſous l'extrémité inférieure du maſtoïdo-humeral.

ORIGINE. De la tubéroſité de l'apophyſe coracoïde.

INSERTION. Par un tendon, à la tubéroſité interne de l'extrémité humérale du cubitus ; ce tendon fournit extérieurement une forte apovrénoſe qui ſe porte ſur les parties inférieures.

PARTICULARITÉS. *Monodactyles.* Le tendon qui gliſſe dans la couliſſe humérale qui eſt double, eſt très-gros, fort & très-large, ſa denſité eſt telle qu'il tient de la nature du cartilage : il eſt recouvert extérieurement de quelques fibres charnues, dont il paroît aſſez difficile de déterminer l'uſage ; la couliſſe ſur laquelle il roule eſt lubréfiée par l'humeur ſynoviale de l'articulation de l'humerus avec le ſcapulum, le ligament capſulaire n'étant point au-deſſous, mais s'attachant extérieurement aux environs & au bas de cette couliſſe.

C'eſt avec raiſon, que pour la diſpoſition & l'uſage, on compare ce tendon à la rotule dans les membres abdominaux.

§. I I.

L'Humero-Cubital.

Noms anciens. { *Le Court Fléchisseur* (BOURGELAT.)
{ *Le Fléchisseur oblique de l'Avant-bras.* (FL.)

CARACTERES. Petite maſſe charnue, ſe contournant dàns la gouttiére qui eſt ſur le corps de l'humerus, obliquement de haut en bas & de derriere en devant; il concourt à la flexion de l'avant-bras.

POSITION. Immédiatement ſur le corps de l'humerus, du côté externe.

ORIGINE. De deſſous la tête de l'humerus.

INSERTION. Par un petit tendon, au bas du précédent.

PARTICULARITÉS. *Monodactyles.* Il marche plus obliquement, & vient du côté interne de la tête de l'humerus.

2°. *Des Muſcles de la Face poſtérieure de l'Humerus.*

Les muſcles de cette partie ſont au nombre de cinq; tous, à l'exception d'un ſeul, vont ſe terminer à l'olécrâne, & étendent le bras & l'avant-bras.

PARAGRAPHE PREMIER.

Le Scapulo-Olécrânien.

Noms anciens. { 1°. *Le Long Extenſeur.*
{ 2°. *Le Gros Extenſeur de l'Avant-bras.*

CARACTERES. Groſſe maſſe charnue, épaiſſe, applatie de dehors en dedans, triangulaire, composée de trois portions dont la plus longue & la plus grêle a été nommée par *Bourgelat*, *long-extenseur de l'avant-bras* ; ce muscle opere la plus grande partie de l'extension de l'avant-bras.

POSITION. Dans l'espace triangulaire formé par le scapulum & l'humerus.

ORIGINE. De tout le bord postérieur du scapulum , par des fibres tendineuses & charnues.

INSERTION. Par un très-fort tendon à la tubérosité de l'olécrâne ; il fournit extérieurement une portion charnue qui recouvre cet os , se prolonge ensuite en bas , & dégénere en une légere aponévrose qui va sur les parties inférieures.

§. I I.

L'Huméro-Olécrânien externe.

Nom ancien. *Le Court Extenseur de l'Avant-bras.*

CARACTERES. Court , épais , entiérement charnu , rhomboïdal , un peu applati de dehors en dedans ; il est congénere du précédent.

POSITION. En arriere & du côté externe de l'humerus , sur le précédent.

ORIGINE. Du côté externe & en bas de la tête de l'humerus , par un léger tendon.

INSERTION. En dehors du précédent.

PARTICULARITÉS. *Monodactyles* & *bidactyles*. Trifacié.

Quadridactyles irréguliers. Composé de deux portions bien distinctes, une interne, cylindroïque, située entre la face postérieure de l'humerus & le muscle précédent.

§. III.

L'Huméro-Olécrânien interne.

Nom ancien. *Le Moyen Extenseur de l'Avant-bras.*

CARACTERES. Petit, cylindroïde, entierement charnu ; il est congénere des deux précédens.

POSITION. A la partie postérieure & interne de l'humerus.

ORIGINE. De la tubérosité interne du corps de l'humerus, par un petit tendon applati.

INSERTION. Au côté interne des précédens.

§. IV.

Le Petit Huméro-Olécrânien.

Nom ancien. *Le Petit Extenseur de l'Avant-bras.*

CARACTERES. Petit, très - court, enveloppé d'un tissu cellulaire très-abondant ; congénere des précédens.

POSITION. Entre le bord antérieur de l'olécrâne & l'humerus, sous l'insertion des précédens.

ORIGINE. Du corps de l'humerus, il vient aussi du prolongement de l'épicondyle.

INSERTION. Au-dessous des précédens.

PARTICULARITÉS. *Quadridactyles.* Il naît de l'épitrochlée.

§. V.

Le Coraco-Huméral.

Nom ancien. *L'Omo-Brachial.*

CARACTERES. Grêle, charnu & tendineux ; il étend le bras en le portant un peu en dedans.

POSITION. Du côté interne de l'articulation de l'humerus avec le scapulum, jusqu'au milieu de ce premier os.

ORIGINE. Du prolongement de l'apophyse coracoïde par un tendon assez fort, qui glisse dans une coulisse que lui offre l'extrémité scapulaire de l'humerus.

INSERTION. A la partie antérieure de l'humerus, un peu au bas de la tubérosité interne du corps de cet os.

ARTICLE III.

Des Muscles situés autour du Cubitus.

Il en est de ceux-ci, comme de ceux de l'article précédent : les uns occupent la face antérieure du cubitus, d'autres sont apposés sur la face postérieure.

1°. *Des Muscles de la Face antérieure du Cubitus,* dite *pré-Cubitale.*

Ces muscles au nombre de quatre, sont enveloppés de fortes gaînes tendineuses ; leurs fibres charnues sont très-serrées & très-denses , ils dégénerent tous en cordes tendineuses très-longues , sur-tout celles qui gagnent les derniers os du pied ; de ces quatre muscles , deux vont aux métacarpiens & les deux autres aux phalangiens , aux mouvemens desquels ils servent.

PARAGRAPHE PREMIER.

L'Epitrochlo pré-Métacarpien.

Nom ancien. *L'Extenseur-droit-antérieur du Canon.*

CARACTERES. Charnu jusques près de l'extrémité carpienne du cubitus , épais , très - fort , cylindroïde , portant inférieurement un fort tendon applati & étroit , qui passe sous celui du cubito-métacarpien oblique ; ce tendon arrivé sur l'extrémité carpienne du cubitus , est maintenu dans une gaîne tendineuse , & glisse en même temps sur une coulisse qui est au milieu de cette extrémité ; ce muscle étend le métacarpe.

POSITION. Tout le long de la face pré-cubitale.

ORIGINE. Par des fibres charnues & tendineuses de l'épitrochlée , de-là il se contourne un peu de derriere en devant pour gagner la face pré-cubitale sur laquelle il glisse.

INSERTION. Par son tendon , à l'extrémité carpienne du métacarpe , face pré-métacarpienne.

PARTICULARITÉS. *Monodactyles.* Il ne s'attache qu'au grand métacarpien.

Quadridactyles irréguliers. Attaché aux deux métacarpiens voisins du pouce.

§. II.

Le Cubito-Métacarpien oblique.

Nom ancien. *L'Extenseur oblique du Canon.*

CARACTERES. Petit muscle, mince, applati, composé de fibres charnues & tendineuses, son tendon se contourne sur le tarse, en passant dans une coulisse profonde, pour gagner le métacarpien interne ; il est congénere du précédent.

POSITION. Obliquement de dehors en dedans, sur l'extrémité inférieure de la face pré-cubitale.

ORIGINE. Par des fibres charnues, de la moitié inférieure du côté externe du cubitus.

INSERTION. Par un tendon, à l'extrémité supérieure du métacarpien interne.

PARTICULARITÉS. *Quadridactyles irréguliers.* Ce muscle est l'abducteur du pouce, au métacarpien duquel il s'attache.

§. III.

L'Epitrochlo pré-Phalangien.

Nom ancien. *L'Extenseur antérieur du Pied.*

CARACTERES. Sa portion charnue presque semblable à celle de l'épitrochlo-pré-métacarpien ;

son tendon, fort & très-long, arrivé sur le carpe, passe dans une coulisse ; il étend les doigts.

POSITION. Sur le cubitus, au côté externe de l'épitrochlo-pré-métacarpien, de-là son tendon se continue sur la face antérieure des autres parties jusqu'à sa terminaison.

ORIGINE. De l'épitrochlée, à côté du même muscle.

INSERTION. A l'extrémité supérieure de chaque phalangien, face pré-phalangienne.

PARTICULARITÉS. *Bidactyles.* Il reçoit une petite portion qui vient de la jonction de l'olécrâne avec le cubitus.

Quadridactyles irréguliers. Sans attache au pouce, il est composé de deux portions parallèles.

§. IV.

Le Cubito pré-Phalangien.

Nom ancien. *L'Extenseur oblique du Pied.*

CARACTERES. Moins gros que le précédent, son tendon passe aussi dans une coulisse qui se trouve sur le côté externe de l'extrémité carpienne du cubitus, & se continue sur le même côté du carpe ; il est congénere du précédent.

POSITION. Au côté externe du précédent.

ORIGINE. De la tubérosité externe de l'extrémité humérale du cubitus.

INSERTION. A chaque phalangien, par autant de tendons.

PARTICULARITÉS. *Bidactyles.* Composé de deux portions presque semblables, qui marchent parallelement, l'une de ces deux portions vient de l'épicondyle.

2°. *Des Muscles de la Face postérieure du Cubitus.*

Les muscles apposés sur cette face forment trois couches, ceux de la premiere vont au carpe ou au métacarpe, tous les autres se portent aux phalangiens; ces muscles sont au nombre de cinq, & servent aux mouvemens des parties inférieures du membre.

PARAGRAPHE PREMIER.

L'Epitrochlo-Carpien.

Nom ancien. *Le Fléchisseur externe du Canon.*

CARACTERES. Mi-charnu & mi-tendineux, c'est une espece de bande applatie & épaisse; il fléchit le métacarpe.

POSITION. Sur le côté externe de la face postérieure du cubitus.

ORIGINE. Par un tendon, de l'épitrochlée.

INSERTION. Au sus-carpien.

PARTICULARITÉS. *Quadridactyles irréguliers.* Ce muscle est placé sur le côté externe de la face pré-cubitale, & fe termine au métacarpien, du même côté.

§. I I.

L'Epicondylo-Carpien.

Nom ancien. *Le Fléchiffeur oblique du Canon.*

CARACTERES. Les mêmes que le précédent, un peu moins épais ; il fléchit auffi le métacarpe.

POSITION. Plus en dedans, à côté du précédent, fur les fléchiffeurs des doigts.

ORIGINE. De l'épicondyle, & par une petite portion, de l'olécrâne.

INSERTION. Au fus-métacarpien, à côté du précédent.

PARTICULARITÉS. *Quadridactyles irréguliers.* La portion qui vient de l'olécrâne eft plus groffe.

§. I I I.

L'Epicondylo-Métacarpien.

Nom ancien. *Le Fléchiffeur interne du Canon.*

CARACTERES. Prefque cylindroïque, plus grêle que les deux précédens, fa portion charnue n'eft point entremêlée de fibres tendineufes ; il fléchit auffi le métacarpe.

POSITION. Du côté interne de la face poftérieure du cubitus, fur les fléchiffeurs des doigts, à côté du précédent.

ORIGINE. De l'épicondyle, par un tendon.

INSERTION. Par un autre petit tendon rond, au métacarpien interne.

PARTICULARITÉS. *Quadridactyles irréguliers.* Ce muscle se termine aux deux métacarpiens voisins du pouce.

§. IV.

L'Epicondylo-Phalangien.

Nom ancien. *Le Sublime* ou *Perforé du Pied.*

CARACTERES. Charnu sur le cubitus, dégénere ensuite en une grosse corde tendineuse qui se porte aux phalangiens ; sa portion charnue est légérement applatie, elle a peu de grosseur, ses fibres, en partie tendineuses, sont très-serrées ; son tendon, derriere le carpe, glisse dans une grande coulisse, que l'on pourroit nommer l'*arcade carpienne ;* arrivé sur l'articulation des phalangiens avec les métacarpiens, il passe dans une autre coulisse formée par les sésamoïdes ; il faut observer qu'il y a autant de coulisses bien séparées, qu'il y a de doigts, & que chaque coulisse est formée par deux sésamoïdes : aussi le tendon se divise en autant de petites cordes qu'il y a de coulisses ; aussi-tôt que chaque tendon est sorti de cette coulisse, où il est maintenu par une forte gaîne, la coulisse & la gaîne lui étant communes avec le tendon du cubito - phalangien, il présente une ouverture que l'on nomme *anneau*, & qui donne passage au tendon du cubito-phalangien ; ce mufcle fléchit les doigts.

POSITION. Derriere le cubitus, fous les mufcles précédens, & fur le cubito-phalangien jufqu'à fon infertion.

ORIGINE. De l'épicondyle.

INSERTION. Aux phalangiens mitoyens.

PARTICULARITÉS. *Bidactyles*. Compofé de deux portions paralleles.

Quadridactyles irréguliers. Attache légére au fus-carpien ; fon tendon, fur le métacarpe, porte de légers faifceaux charnus.

§. V.

Le Cubito-Phalangien.

Nom ancien. *Le Profond* ou *Perforant*.

CARACTERES. Beaucoup plus gros que le précédent, charnu fur le cubitus, tendineux jufqu'aux derniers phalangiens ; fa portion charnue, mêlée d'une grande quantité de fibres tendineufes, eft compofée de quatre à cinq faifceaux féparés qui paroiffent former autant de mufcles particuliers ; fon tendon, beaucoup plus gros que celui du précédent, paffe avec lui dans l'arcade carpienne & fur les métacarpiens, fe divife de même en autant de branches qu'il y a de doigts : chaque branche gliffe dans la couliffe des grands féfamoïdes, enfuite dans l'anneau de l'épicondylo-phalangien , après quoi elle s'élargit & diminue d'épaisseur jusqu'à sa terminaison au dernier phalangien ; ce muscle fléchit aussi les doigts.

POSITION. Sous le précédent.

ORIGINE. Des empreintes musculaires que l'on observe à la face postérieure du cubitus ; il s'attache aussi par un gros tendon à l'épicondyle , & à l'olé-crâne par une petite portion.

INSERTION. Au dernier phalangien de chaque doigt.

PARTICULARITÉS. *Monodactyles*. Le tendon de ce muscle , quoique très-fort & très-dense , est fortifié par deux autres gros tendons , dont l'un vient du cubitus , & l'autre du carpe , ce qui le met dans le cas de résister aux violentes percussions capables de forcer les articulations. Vers l'extrémité inférieure du métacarpe , on observe de chaque côté de ce même tendon un très - petit faisceau charnu , long , terminé inférieurement par un tendon très - grêle ; ce sont ces deux petits muscles que l'on appelle les *lombricaux*.

Quadridactyles. En haut des sésamoïdes & de la face externe du tendon de ce muscle , sont des petits faisceaux charnus qui répondent aux lombricaux des monodactyles.

ANNOTATIONS. Outre tous ces muscles , qui

couvrent le cubitus dans quelques animaux domeſtiques, & ſur-tout dans ceux où le radius tourne
ſur le cubitus, comme dans le *chat*, on trouve
pluſieurs faiſceaux charnus, dont deux ſont ſitués
à l'extrémité humerale du cubitus ; l'un externe
va de l'épitrochlée au radius, l'autre interne de
l'épicondyle au radius : tandis que d'autres fibres
ſont interpoſées entre le radius & le cubitus.

ARTICLE IV.

Des Muſcles du Pied antérieur.

Le pied, comme je l'ai expliqué dans l'Oſtéologie, ſe diviſe en trois régions, carpoïde, métacarpoïde, & dactylienne. Sur ces trois régions
paſſent les tendons qui vont aux phalangiens, &
dont j'ai parlé dans l'article précédent : on trouve
cependant à la face poſtérieure de la région métacarpoïde, au-deſſous des tendons des fléchiſſeurs
des doigts, un muſcle entiérement tendineux dans
quelques-uns.

Le Carpo-Phalangien.

CARACTERES. Epais, applati, tendineux &
charnu, compoſé de pluſieurs faiſceaux ; il fléchit
exactement les doigts.

POSITION. Immédiatement ſur les métacarpiens,
ſous le tendon de l'épitrochlo-phalangien, & du
cubito-phalangien.

ORIGINE

ORIGINE. De la face postérieure des carpiens qui forment la rangée métacarpienne.

INSERTION. Par des tendons, aux grands séfamoïdes de chaque doigt, de-là part de chaque côté une bride tendineuse qui se contourne obliquement de haut en bas & de derriere en devant, & vient sur la face pré-phalangienne pour se réunir avec le tendon des extenseurs des doigts.

PARTICULARITÉS. *Monodactyles.* Entiérement tendineux, mêlé quelquefois de légeres fibres charnues ; cette corde tendineuse est très-forte, résiste aux violentes percussions qui pourroient offenser les articulations & les forcer : on la nomme communément la corde tendineuse du bouler.

Bidactyles. Ce muscle forme, comme dans les précédens, une corde tendineuse très-forte, mêlée d'une très-grande quantité de fibres charnues.

DEUXIEME SECTION.

Des Muscles des Membres Abdominaux ou Postérieurs.

Il en est des muscles de chaque membre abdominal, comme de ceux des membres thorachiques ; on les divise en quatre articles, 1°. ceux qui sont appofés sur le coxal ; 2°. ceux qui entourent le fémur ; 3°. ceux qui couvrent le tibia ; 4°. enfin, ceux qui entourent le pied.

O

ARTICLE PREMIER.

Des Muscles apposés sur le Coxal.

Ces muscles sont très-nombreux : les uns sont apposés sur la région iliale, d'autres sont attachés à la région pubienne, ou à la région ischiale ; ces derniers entourent le fémur ; nous ne considérerons parmi les muscles apposés sur le coxal que ceux qui couvrent la région iliale, & que l'on nomme communément les *fessiers*, nous renverrons l'examen des autres aux articles suivans.

Ces muscles au nombre de trois, apposés l'un sur l'autre, forment une grosse masse charnue, très-épaisse qui s'attache par de gros tendons au trochanter ou à son pourtour ; ils servent aux mouvemens de la cuisse.

PARAGRAPHE PREMIER.

L'Ilio-sous-Trochantérien.

Nom ancien. *Le Petit Fessier.*

CARACTERES. Charnu & tendineux, bifurqué dans quelques-uns, cylindrique dans d'autres ; il étend la cuisse.

POSITION. Sur la face externe de la région iliale.

ORIGINE. De la tubérosité iliale externe.

INSERTION. A la tubérosité sous - trochantérienne.

PARTICULARITÉS. *Monodactyles & quadridac-tyles irréguliers.* Bifurqué ; de ces deux branches, l'une vient de la tubérosité iliale externe, l'autre de la tubérosité iliale interne ; elles se réunissent inférieurement près du fémur, forment alors une seule portion charnue, applatie ; il recouvre le grand ilio-trochantérien.

Bidactyles & quadridactyles réguliers. Cylindroï-de, se portant de la tubérosité iliale externe au fémur, en passant sous le grand ilio-trochantérien.

§. II.

Le Grand Ilio-Trochantérien.

Nom ancien. *Le Grand Fessier.*

CARACTERES. Grosse masse charnue, très-épaisse, la plus considérable de tous les muscles du corps, portant quelques tendons très - forts dans sa substance ; ce muscle opere à lui seul presque toute l'extension de la cuisse.

POSITION. Sur toute la face externe de la région iliale.

ORIGINE. De toute la fosse & des tubérosités iliales.

INSERTION. Par un très-gros tendon, au sommet du trochanter, il se détache extérieurement un autre gros tendon qui glisse sur le sommet du tro-chanter, & va se terminer à sa base.

PARTICULARITÉS. *Monodactyles & bidactyles.* Du côté de son origine, il se prolonge par une pointe pyramiforme sur l'ilio-dorsal ; vers son insertion, il fournit une petite portion charnue qui se porte derriere le trochanter, & va se terminer au-dessous de la tubérosité sous-trochantérienne.

§. III.

Le Petit Ilio-Trochantérien.

Nom ancien. *Le Moyen Fessier.*

CARACTERES. Court, charnu & tendineux ; il est congénére des deux précédens.

POSITION. Au-dessous du précédent, sur l'articulation du fémur avec le coxal.

ORIGINE. Des empreintes musculaires ainsi que de la crête qui sont près de la cavité cotyloïde, sur les régions iliale & ischiale.

INSERTION. A la convexité du trochanter.

PARTICULARITÉS. *Bydactyles.* Plus large, composé de plusieurs faisceaux charnus & tendineux qui couvrent toute la face externe de l'articulation du fémur avec le coxal,

ARTICLE II.
Des Muscles qui entourent le Fémur.

Ces muscles, en très-grand nombre, la plupart gros & épais, cachent ceux qui sont situés sur l'articulation du fémur avec le coxal ; on les divife , 1⁶. en ceux qui font appofés fur la face antérieure du fémur ; 2°. ceux qui occupent la face poftérieure ; 3°. ceux qui font font fitués à la face interne.

1°. *Des Mufcles de laFace antérieure du Fémur* dite *pré-Fémorale.*

Les mufcles qui couvrent cette face font au nombre de cinq , & vont s'attacher à la rotule ; ils fervent aux mouvemens de la cuiffe & de la jambe.

PARAGRAPHE PREMIER.

L'Ilio-Aponévrotique.

Nom ancien. *Le Fafcia-Lata.*

CARACTERES. Charnu & aponévrotique ; fa portion charnue fituée vers la tubérofité iliale externe ayant peu d'étendue ; fon aponévrofe très-large & très-étendue, couvre les mufcles de la cuiffe , de la jambe & des parties inférieures , en formant une forte gaîne ; du refte , ce mufcle eft au membre abdominal ce que le fterno-aponévrotique eft au membre thorachique ; il fléchit la cuiffe en la portant un peu en dehors, & comprime les parties qu'il enveloppe.

POSITION. Defcend de la tubérofité iliale externe fur la face antérieure du fémur

ORIGINE. Par une portion charnue , de la tubérofité iliale externe

INSERTION. Par son aponévrose, sur les muscles de la cuisse ; il s'attache aussi à la rotule & à la crête du tibia.

PARTICULARITÉS. *Quadridactyles irréguliers.* Son aponévrose a beaucoup moins d'étendue ; il est recouvert d'une portion charnue, cylindroïde, qui va directement de la tubérosité iliale externe à la rotule, cette portion forme un muscle particulier, bien distinct.

§. I I.

L'Ilio-Rotulien.

Nom ancien. *Le Droit antérieur de la Jambe.*

CARACTERES. Gros, épais, cylindrique, mêlé de fortes fibres tendineuses ; il répond au coraco-cubital dans le membre thorachique, & étend la jambe.

POSITION. Tout le long de la face pré-fémorale, entre le fémoro-rotulien externe, & le fémoro-rotulien interne, sur le fémoro-rotulien antérieur.

ORIGINE. Par un gros tendon, de la région iliale, en avant de la cavité cotyloïde.

INSERTION. Au milieu de la rotule.

§. I I I.

Le Fémoro-Rotulien externe.

Nom ancien. *Le Vaste externe.*

CARACTERES. Large, applati, mêlé de quelques fibres tendineuses ; il étend aussi la jambe.

POSITION. Tout le long du précédent, du côté externe.

ORIGINE. Du côté externe du fémur, dans toute sa longueur.

INSERTION. A la rotule, en dehors du précédent.

PARTICULARITÉS. *Bidactyles*. Très-distinct & bien séparé du fémoro-rotulien antérieur.

§. IV.

Le Fémoro-Rotulien interne.

Nom ancien. *Le Vaste interne.*

CARACTERES. Parfaitement semblable au précédent, dont il est le congénere.

POSITION. A l'opposé du précédent.

ORIGINE. Du côté interne du fémur, comme le précédent.

INSERTION. A la rotule, du côté interne.

PARTICULARITÉS. *Monodactyles*. Peu distinct du fémoro-rotulien antérieur.

Quadridactyles. En étant bien séparé.

§. V.

Le Fémoro-Rotulien antérieur.

Nom ancien. *Le Crural.*

CARACTERES. Charnu dans toute son étendue, mêlé d'une grande quantité de fibres tendineuses ; il est congénere des trois précédens.

POSITION. Couché immédiatement fur la face pré-fémorale , recouvert par les précédens.

ORIGINE. De toute le face antérieure du fémur.

INSERTION. A la rotule.

PARTICULARITÉS. *Bidactyles*. Plus épais & plus fort ; il eft parfaitement diftinct des trois précédens qui le couvrent.

ANNOTATIONS. *Monodactyles*. Outre ces cinq mufcles , on trouve à la face antérieure de l'articulation du fémur avec le coxal , entre l'ilio-rotulien & le fémoro-rotulien externe , un mufcle particulier , qui eft un petit faifceau charnu , rond , très-grêle , venant de la région iliale fe terminer au bas de la tête du fémur ; *Bourgelat* le nomme *le droit de la cuiffe*.

2°. *Des Mufcles de la Face poftérieure du Fémur.*

Les mufcles qui occupent cette face , font au nombre de quatre , dont trois gros , épais , vont aux condyles du fémur ou au tibia ; ils fervent aux mouvemens de la jambe & de tout le membre.

PARAGRAPHE PREMIER.

L'Ifchio-Tibial externe.

Nom ancien. *Le Long Vafte.*

CARACTERES. Groffe maffe charnue , épaiffe , triceps inférieurement ; il fléchit la jambe , & porte en même-temps tout le membre en dehors.

POSITION. Depuis la tubérosité ischiale, tout le long du côté externe du fémur, jusqu'au milieu du tibia.

ORIGINE. De la tubérosité ischiale.

INSERTION. A la tubérosité antérieure de l'extrémité fémorale du tibia, ainsi qu'à sa crête; il s'attache aussi par un fort tendon à la rotule, & par une aponévrose au calcaneum.

PARTICULARITÉS. *Monodactyles & Bidactyles.* Ce muscle, du côté de son origine, s'attache, par une portion charnue, pyramiforme, grosse & épaisse à toute la crête spinale de l'os sacrum; inférieurement du côté interne, il envoie un tendon très-fort à la tubérosité sous-trochantérienne.

§. II.

L'Ischio-Tibial postérieur.

Nom ancien. *Le Biceps de la Jambe.*

CARACTERES. Autre grosse masse charnue, cylindroïde, moins volumineuse que la précédente; ce muscle fléchit la jambe, la fait tourner un peu en dedans, & entraîne tout le membre.

POSITION. A côté & en dedans du précédent jusqu'au tibia, où il gagne le côté interne.

ORIGINE. De la tubérosité ischiale, à côté du précédent.

INSERTION. A la crête du tibia, par une large & forte aponévrose.

PARTICULARITÉS. *Monodactyles & Bidactyles.*
Du côté de son origine , il se prolonge & s'attache
aux dernieres éminences de la crête spinale du
sacrum , ainsi qu'aux deux ou trois premiers
coccygiens.

§. I I I.

L'Ischio-Tibial interne.

Nom ancien. *Le Demi-Membraneux.*

CARACTERES. Peu différent du précédent , un
peu plus volumineux , & ayant le même usage.

POSITION. A l'opposé de l'ischio-tibial externe.

ORIGINE. De la région ischiale , à côté & en-
dedans du précédent.

INSERTION. Par un tendon, à la tubérosité interne de l'extrémité fémorale du tibia , & par un
autre tendon , au condyle interne du fémur.

PARTICULARITÉS. *Bidactyles.* Plus large & plus
gros.

§. I V.

L'Ischio-Trochantinien.

Nom ancien. *Le Grêle interne.*

CARACTERES. Petit faisceau charnu , rond ;
il tire la cuisse en-dedans.

POSITION. Sous les précédens.

ORIGINE. De la région ischiale , à côté du précédent.

INSERTION. Au trochantin, près des fous-lombo-trochantinien & iliaco-trochantinien.

PARTICULARITÉS. *Bidactyles.* Composé de deux portions dont la plus longue fe termine au milieu de la face poftérieure du fémur.

Quadridactyles réguliers. Beaucoup plus long, & fe terminant au tibia.

3°. *Des Mufcles de la Face interne du Fémur.*

Les mufcles fitués à cette face font au nombre de fix, appofés les uns fur les autres, ils forment trois couches : ceux qui compofent la premiere vont au tibia, les autres fe terminent au fémur ; ils fervent aux mouvemens de la cuiffe & de la jambe.

PARAGRAPHE PREMIER.

Le Pubio-Tibial.

Nom ancien. *Le Court Adducteur de la Jambe.*

CARACTERES. Large, rhomboïdal, dégénérant inférieurement en une large aponévrofe ; il porte la jambe en dedans.

POSITION. Au-deffous de la peau, fur prefque toute la face interne de la cuiffe.

ORIGINE. De la fymphife pubienne.

INSERTION. Par une large aponévrofe, à la partie fupérieure & interne du tibia ; il s'attache auffi à fa crête.

PARTICULARITÉS. *Quadridactyles irréguliers.* Beaucoup moins large , venant effentiellement de la tubérofité ifchiale.

§. II.

Le Sous-Lombo-Tibial.

Nom ancien. *Le Long Adducteur de la Jambe.*

CARACTERES. Sorte de bande charnue , longue , tendineufe à fes deux extrémités ; il porte auffi la jambe en dedans.

POSITION. Tout le long du bord antérieur du précédent : de la face fous-lombaire il paffe par l'ouverture crurale pour fe porter au tibia.

ORIGINE. De la face fous - lombaire , par une aponévrofe très-mince ; il s'attache auffi à la face iliaque par deux tendons minces , applatis , entre lefquels paffe celui du fous-lombo-pubien.

INSERTION. Avec le précédent , à la crête du tibia.

PARTICULARITÉS. *Bidactyles.* Bifurqué du côté de fon origine.

§. III.

Le Pubio-Fémoral.

Nom ancien. *Le Biceps de la Cuiffe.*

CARACTERES. Gros , épais , court , entiérement charnu , divifé en deux portions ; il porte la cuiffe en dedans.

POSITION. Entre le fémur & le coxal , couvert par le pubio-tibial.

ORIGINE. De la région pubienne, près de la symphise.

INSERTION. Par des fibres charnues & tendineuses à la face interne du fémur, jusqu'au condyle interne auquel il se termine.

PARTICULARITÉS. *Monodactyles.* Plus gros.

§. IV.

Le Pubio-sous-Trochantinien.

Nom ancien. *Le Pectineus.*

CARACTERES. Petit, court, épais, cylindroïque, mêlé de fibres tendineuses; il porte la cuisse en avant & en dedans.

POSITION. En avant du précédent, sur le bord abdominal de la région pubienne.

ORIGINE. Par un tendon bifurqué, du bord abdominal de la région pubienne. C'est entre les deux branches de ce tendon que passe celui des muscles de l'abdomen qui va s'insérer dans la cavité cotyloïde.

INSERTION. Au bas du trochantin.

PARTICULARITÉS. *Quadridactyles réguliers.* Composé de deux portions bien distinctes; l'une va se terminer sous le trochantin, l'autre, plus longue, s'attache par un tendon au petit osselet irrégulier qui est placé sur le condyle interne du fémur.

§. V.

Le Sous-Pubio-Trochantérien interne.

Nom ancien. *Les Obturateurs internes.*

CARACTERES. Court, large, composé de plusieurs faisceaux placés les uns au-dessus des autres,
mêlés d'une grande quantité de fibres tendineuses ;
ce muscle fait tourner la cuisse en dedans.

POSITION. Immédiatement sur le côté interne de
l'articulation du fémur avec le coxal, & sur le
côté externe du trou sous-pubien.

ORIGINE. Du pourtour externe du trou sous-
pubien.

INSERTION. Par des tendons, dans la fosse trochantérienne.

PARTICULARITÉS. *Monodactyles.* Moins large,
plus épais ; il ne s'étend point sur la face postérieure de l'articulation du fémur avec le coxal.

§. VI.

Le Sous-Pubio-Trochantérien interne.

Noms anciens. { 1°. *Les Obturateurs internes.*
{ 2°. *Le Pyriforme.*

CARACTERES. Même composition que le précédent, moins épais ; il fait tourner la cuisse en
dehors.

POSITION. A l'opposé du précédent.

ORIGINE. Du pourtour interne du trou sous-pubien.

INSERTION. Par un tendon, avec le précédent, dans la cavité trochantérienne.

PARTICULARITÉS. *Monodactyles* & *bidactyles*. Ce muscle forme un prolongement pyramiforme, que *Bourgelat* a appellé *muscle pyriforme*; ce prolongement s'attache vers l'articulation du sacrum avec le coxal.

ARTICLE III.
Des Muscles qui couvrent le Tibia.

Il en est de ces muscles comme de ceux qui sont apposés sur le cubitus : ils sont enveloppés & contenus dans de fortes gaînes tendineuses qui les compriment & en augmentent prodigieusement la force ; les uns occupent la face antérieure, d'autres la face postérieure du tibia.

1°. *Des Muscles de la Face antérieure du Tibia dite pré-Tibiale.*

Parmi les muscles qui couvrent cette face, les uns vont au tarse, les autres au métatarse, d'autres gagnent la région dactylienne : cès muscles sont charnus sur le tibia & ensuite tendineux jusqu'à leur insertion : ils sont au nombre de quatre.

On n'en compte que trois dans les monodactylès, un pour la flexion du métatarse, les deux autres pour l'extension du doigt.

PARAGRAPHE PREMIER.

Le Tibio-pré-Métatarsien.

Nom ancien. *Le Fléchisseur du Canon.*

CARACTERES. Arrondi, charnu & tendineux ; ce muscle fléchit le métatarse.

POSITION. Tout le long de la face pré-tibiale, au côté interne du fémoro-pré-phalangien.

ORIGINE. De la tubérosité antérieure de l'extrémité fémorale du tibia ; il s'attache aussi en bas de la coulisse ; d'une autre part, sa corde tendineuse vient du condyle externe du fémur, avec le fémoro-pré-phalangien.

INSERTION. A l'extrémité tarsienne de la face pré-métatarsienne.

PARTICULARITÉS. *Monodactyles.* Situé sous le fémoro-pré-phalangien, fortifié dans toute son étendue par une corde tendineuse très-grosse, très-forte, bifurquée inférieurement sur le tarse, & qui s'attache aux deux métatarsiens latéraux, tandis que le tendon de la portion charnue passe entre ses deux branches, & se termine au grand métatarsien.

Bidactyles & quadridactyles réguliers. Composé de deux portions charnues, entre lesquelles passe

le

le fémoro-pré-phalangien, portant aussi une corde tendineuse grêle, qui s'attache sur les côtés du métatarsien.

Quadridactyles irréguliers. Sans corde tendineuse, & sans attache au fémur ; il s'insere, par un tendon, au métatarsien externe.

§. I I.

Le Tibio-Tarsien.

CARACTERES. Moins gros que le précédent, charnu sur environ ses deux tiers supérieurs, portant ensuite un tendon rond, qui, arrivé sur le tarse, glisse dans une coulisse profonde ; il concourt à l'extension du métatarse.

POSITION. Au côté externe du fémoro-pré-phalangien.

ORIGINE. De la tubérosité externe de l'extrémité fémorale du tibia, précisément de l'endroit de son articulation avec le péroné.

INSERTION. Au petit os irrégulier du tarse, qui est placé du côté externe ; pour gagner cet os, aussi-tôt que le tendon est arrivé sur le tarse, il s'enfonce dans une coulisse très-profonde, se contourne de devant en arriere & de dehors en dedans, en passant au-dessous du calcaneum.

PARTICULARITÉS. *Monodactyles.* Absent.

Quadridactyles. Composé de deux portions ; l'interne s'attache le long du péroné, son tendon, en passant sur le tarse, glisse dans une coulisse profonde, & va se terminer au métatarsien externe ; la portion externe présente tous les caracteres & forme proprement le tibio-tarsien que je viens de décrire.

§. I I I.

Le Fémoro-pré-Phalangien.

Nom ancien. *L'Extenseur antérieur du Pied.*

CARACTERES. Charnu sur le tibia, tendineux dans le reste de sa longueur ; sa portion charnue, épaisse, pyramiforme, est mêlée de quelques fibres tendineuses ; son tendon, très-fort & très-long, arrivé à l'extrémité tarsienne du tibia, est maintenu dans une forte gaîne, & sur le tarse il glisse dans une coulisse ; ce muscle étend les doigts.

POSITION. Sur la face pré-tibiale, entre les deux précédens : son tendon se continue ensuite sur la face antérieure des autres parties jusqu'à son insertion aux derniers phalangiens.

ORIGINE. De la cavité qui est entre le condyle externe du fémur & la trochlée rotulienne.

INSERTION. Par autant de tendons, à l'extrémité supérieure de la face pré-phalangienne de chaque phalangien.

PARTICULARITÉS. *Bidactyles.* Composé de

deux portions parfaitement égales & parallèles.

Quadridactyles réguliers. Il est divisé en trois portions.

§. I V.

Le Péronéo-pré-Phalangien.

Nom ancien. *L'Extenseur latéral du Pied.*

CARACTERES. Les mêmes que le précédent, seulement plus grêle : son tendon, arrivé sur le tarse, passe dans une coulisse profonde ; il étend aussi les doigts.

POSITION. Le long du côté externe du précédent.

ORIGINE. De l'extrémité supérieure du péroné.

INSERTION. Au premier phalangien de chaque doigt, par autant de tendons.

PARTICULARITÉS. *Quadridactyles réguliers.* Ce muscle ne s'attache qu'aux phalangiens des deux doigts du milieu.

Quadridactyles irréguliers. Très-grêle.

2°. *Des Muscles de la Face postérieure du Tibia.*

Dans le nombre des muscles situés sur cette face, les uns vont à la région métatarsoïde, & servent à son extension, d'autres fléchissent les doigts ; ils sont au nombre de cinq. On en compte six dans les monodactyles & dans le chat.

PARAGRAPHE PREMIER.

Le Fémoro-Calcanien.

Noms anciens. { *Le premier Extenſeur du Canon.* (BOURG.)
{ *Les Jumeaux.* (FLANDRIN.)

CARACTERES. Muſcle très-fort, compoſé de fibres tendineuſes, charnues, très-ſerrées, diviſé également en deux portions, ce qui lui a fait donner le nom de jumeaux, portant dans ſa moitié inférieure un gros tendon très-fort ; il opere l'extenſion du métatarſe.

POSITION. Tout le long de la face poſtérieure du tibia, ſur le tibio-phalangien.

ORIGINE. Des côtés de la foſſe raboteuſe qui eſt à la face poſtérieure & au-deſſus des condyles du fémur, par deux forts tendons.

INSERTION. Par ſon gros tendon, à la tubéroſité du calcaneum.

PARTICULARITÉS. *Monodactyles.* Outre ce muſcle on en trouve un autre, petit, très-grêle, très-long, qui vient de l'extrémité ſupérieure du péroné, gagne le tendon du précédent, & ſe termine, en ſe confondant avec lui, au calcaneum ; on le trouve auſſi dans le chat ; ce muſcle eſt déſigné par *Bourgelat*, ſous le nom d'*extenſeur latéral du canon.*

§. II.

Le Fémoro-Phalangien.

Nom ancien. *Le Sublime ou Perforé du Pied.*

CARACTERES. Très-long , très-fort , charnu feulement fur la moitié fupérieure du tibia : cette portion eft mêlée d'une très-grande quantité de fibres tendineufes ; il préfente enfuite dans toute fon étendue une groffe corde tendineufe qui fe contourne fur le tendon du précédent , en paffant fur la tubérofité du calcaneum , où elle s'élargit , & fur laquelle elle eft maintenue par deux fortes attaches , une de chaque côté : ce tendon defcend enfuite tout le long de la face poftérieure du mé-tatarfe , à l'extrémité de laquelle il fe divife en autant de parties qu'il y a de doigts ; chaque petit tendon gliffe dans la couliffe des grands féfa-moïdes , préfente enfuite un anneau pour le paffage du tendon du tibio-phalangien , & fe termine aux deux côtés du phalangien-mitoyen ; ce mufcle fléchit les doigts.

POSITION. Sur le tibia , entre les deux portions du précédent ; il fe porte enfuite fur le tendon du tibio-phalangien jufqu'à fon infertion.

ORIGINE. De la foffe raboteufe qui eft au-deffus des condyles du fémur , entre les deux branches du précédent.

INSERTION. Par autant de tendons, à l'extrémité supérieure du phalangien mitoyen de chaque doigt.

PARTICULARITÉS. *Monodactyles.* Ce muscle n'est presque point charnu ; c'est une grosse corde tendineuse qui se prolonge depuis le fémur jusqu'au doigt ; cette corde, vers la moitié supérieure du tibia, est mêlée de quelques fibres charnues : arrivée en bas du calcaneum, elle est fortifiée par un autre gros tendon qui lui vient de la face postérieure du tarse, & sur-tout du calcaneum.

Quadridactyles irréguliers. Son tendon, au bas du calcaneum, est mêlé de quelques fibres charnues.

Immédiatement au bas du calcaneum, & sur ce tendon, on observe un petit faisceau musculeux, très-grêle, posé obliquement de dehors en dedans, il vient du côté externe du tarse, & va s'insérer à l'extrémité tarsienne du métatarsien interne.

§. III.

Le Tibio-Phalangien.

Nom ancien. *Le Profond ou Perforant.*

CARACTERES. Les mêmes que le précédent : sa portion charnue beaucoup plus grosse, est composée de plusieurs faisceaux mêlés de fortes fibres tendineuses ; son tendon, très-gros & très-fort, glisse dans l'arcade tarsienne qui est sur la face interne du calcaneum, defcend enfuite fur le métatarfe jufqu'à fa terminaifon, & préfente dans cette étendue la même difpofition que le tendon du cubitophalangien dans le membre thorachique; ce mufcle eft auffi fléchiffeur des doigts.

POSITION. Immédiatement fur le tibia, & fous le précédent, dans toute fon étendue.

ORIGINE. Des empreintes mufculaires de la face poftérieure du tibia, de fa tubérofité externe, & du péroné.

INSERTION. Par autant de tendons, au dernier phalangien de chaque doigt.

PARTICULARITÉS. *Monodactyles.* Sur le milieu du métatarfe, fon tendon reçoit du tarfe une groffe corde tendineufe qui le fortifie; en haut des féfamoïdes, il porte de chaque côté les petits faifceaux charnus nommés *lombricaux*, dont nous avons parlé dans le membre thorachique.

Quadridactyles irréguliers. Son tendon, fur le milieu du métatarfe, porte, comme celui du cubitophalangien dans le membre thorachique, des petits faifceaux mufculeux.

§. I V.

Le Péronéo-Phalangien.

Nom ancien. *Le Fléchiffeur oblique du Pied.*

CARACTERES. Grêle, très-long, charnu fur le

P 4

tiers supérieur du tibia , tendineux dans le reste de sa longueur ; son tendon glisse dans une coulisse profonde qui est sur l'extrémité tarsienne du tibia & sur le tarse du côté interne ; il est congénère des deux précédens.

POSITION. Tout le long du précédent , du côté interne.

ORIGINE. De l'extrémité supérieure du péroné.

INSERTION. Au bas du tarse , il gagne le tendon du muscle précédent , & se réunit avec lui.

§. V.

Le Fémoro-Tibial oblique.

Nom ancien. *L'Abducteur de la Jambe.*

CARACTÈRES. Faisceau musculeux , très-court , pyramiforme , mêlé de fibres tendineuses ; il fait tourner le tibia de dehors en dedans.

POSITION. Obliquement sur l'extrémité supérieure du tibia , sous l'origine des fémoro-calcanien & fémoro-phalangien ; il se contourne de dehors en dedans en augmentant prodigieusement de volume.

ORIGINE. Du condyle externe du fémur , par un tendon.

INSERTION. Au prolongement de la tubérosité interne de l'extrémité fémorale du tibia.

ARTICLE IV.

Des Muscles qui occupent le Pied postérieur.

On reconnoît dans chaque pied postérieur, comme dans chaque pied antérieur, trois régions ; tarsoïde, métatarsoïde, & dactylienne : chacune de ces régions présente deux faces, une antérieure, l'autre postérieure.

Les tendons des muscles destinés aux mouvemens des doigts, & dont nous avons parlé dans l'article précédent, passent sur ces régions ; ceux des muscles extenseurs couvrent la face antérieure, & ceux des muscles fléchisseurs sont situés à la face postérieure : outre ces muscles, l'on trouve sur la région du métatarse deux productions charnues, destinées aussi à mouvoir les doigts, l'une est située sur sa face antérieure, l'autre sur sa face postérieure.

1°. *Des Muscles de la Face antérieure du Métatarse* dite *pré-Métatarsienne.*

Le Tarso-pré-Phalangien.

Nom ancien. *Le Petit Extenseur du Pied.*

CARACTERES. Faisceau charnu, très-grêle, long, arrondi ; il concourt à l'extension des doigts.

POSITION. Sous les tendons des fémoro-pré-phalangien, & péronéo-pré-phalangien.

ORIGINE. Du tarse, précisément d'une fosse raboteuse que l'on observe à la poulie.

INSERTION. Vers l'extrémité inférieure il se réunit au tendon des autres extenseurs.

Quadridactyles irréguliers. Composé de trois faisceaux charnus.

2°. *Des Muscles de la Face postérieure du Métatarse.*

Le Tarso-Phalangien.

CARACTERES. Il en est de ce muscle absolument comme du carpo-phalangien dans le membre thorachique.

ANNOTATIONS. Dans les monodactyles, on trouve derriere chaque métatarsien latéral, un très-petit muscle dont le tendon très-long va au corps pyramidal ; ce muscle a son origine à l'articulation du tarsien avec le métatarsien latéral.

TABLEAU SYNOPTIQUE
DES OS.

LE nombre des pieces osseuses qui forment le squelete, variant toujours selon l'âge, nous avons jugé convenable, dans l'exposition des os, de prendre, comme l'a fait le *C. Chaussier*, un terme moyen qui rappellât la conformation premiere, & exprimât d'une maniere générale les rapports les plus constans de l'organisation, en nous réservant d'indiquer séparément les variétés les plus ordinaires. Ainsi, en considérant le squelete, nous l'avons toujours pris dans l'état où l'animal est parfaitement formé.

Monodactyles. . . . . 175.	{	99 au tronc.
		76 aux membres.
Bidactyles . . . . 172.	{	84 au tronc.
		88 aux membres.
Quadridactyles réguliers. 242.	{	88 au tronc.
		154 aux membres.
Quadridactyles irréguliers. 231.	{	85 au tronc.
		146 aux membres.

		Noms méthodiques.	*Noms anciens.*
Des os du crâne.	{	l'occipital.	(1)
		le pariétal.	les pariétaux.
		les temporaux.	
		le frontal.	
		le sphénoïde.	
		l'ethmoïde.	

---

(1) Lorsque les noms anciens seront les mêmes que les noms méthodiques, j'éviterai de les répéter.

	Noms *méthodiques.*	Noms *anciens.*
Des os de la mâchoire supérieure.	les grands sus-maxillaires.	les grands maxillaires.
	les petits sus-maxillaires.	les petits maxillaires.
	les naseaux.	les os du nez.
	On en compte un troisieme dans le cochon, l'os du boutoir.	
	les lachrymaux. . .	les angulaires.
	les zygomatiques.	
	les palatins. . . .	les os du palais.
	les ptérygoïdiens.	
	le vomer.	
	les cornets sous-éthmoïdaux.	les cornets antérieurs.
	les cornets maxillaires.	les cornets postérieurs.
De la mâchoire inférieure.	le maxillaire. . . .	l'os de la mâchoire postérieure.
De la colonne.	les vertebres du col .	les vertebres cervicales.
	——— du dos. . .	——— dorsales.
	——— des lombes.	——— lombaires.
Du thorax.	les côtes sternales. .	les vraies côtes.
	——— asternales. . .	les fausses côtes.
	le sternum.	
Du bassin.	les coxaux.	les iléon. les ischion. les pubis.
	le sacrum.	
	le coccyx.	les os de la queue.
De l'épaule.	le scapulum. . . .	l'omoplate.

Noms méthodiques.   Noms anciens.

Des os du bras. { l'humerus.

De l'avant-bras. { le cubitus.

Du pied antérieur. {

les carpiens. . . . . les os du genou.
les métacarpiens. . . les canons.

les phalangiens. . . { le paturon.
la couronne.
l'os du pied.

les séfamoïdes. . . { les deux séfamoïdes.
l'os naviculaire.

Dans les quadridactyles irréguliers, le petit séfamoïde de chaque doigt est soudé avec le dernier phalangien, & le petit doigt de devant ne comprend que deux phalangiens.

De la cuisse. { le fémur.

De la jambe. { le tibia.
le peroné.
la rotule.

Du pied postérieur. {
les tarsiens. . . . . les os du jarret.
les métatarsiens. . . les canons
Les autres os comme dans le pied antérieur.

Des os relatifs à quelques organes particuliers.

Monodactyles 51. . {
40 dents.
6 offelets renfermés dans les cavités tympaniques.
1 hyoïde.
4 kératoïdes.

Bidactyles. . . . . . 45. .
{
32 dents.
6 offelets dans les cavités tympaniques.
1 hyoïde.
6 kératoïdes.
Il y a encore dans le bœuf l'offelet irrégulier qui eft dans chaque dactyliforme.

Quadridactyles . 59 à 61. .
{
40 à 44 dents.
Dans le chat, il y en a moins, on ne trouve que 6 à 7 molaires pour chaque machoire.
6 offelets dans les cavités tympaniques.
1 hyoïde.
6 kératoïdes.
2 offelets claviculaires.
4 autres offelets pour les 4 condyles des 2 fémurs.
L'on compte de plus, dans le chien, l'os du penis.

TABLEAU SYNOPTIQUE DES MUSCLES
D'APRÈS L'ORIGINE ET L'INSERTION.

	Noms méthodiques.	*Noms anciens.*
Des muscles de l'oricule.	le fronto-oriculaire..	le premier. *B.* / le commun. *L.*
	le temporo-oricu-laire.	le petit abaisseur. *L.*
	le parotido-oricu-laire. . . . , . .	le cinquieme. *B.* / l'abaisseur. *L.*
	le cervico-oriculaire externe.	le troisieme. *B.* / le moyen releveur. *L.*
	le pariéto-oricu-laire.	le second. *B.* / le court releveur. *L.*
	le cervico-oriculaire interne.	le quatrieme. *B.* / le long-abducteur. *L.*
	le scuto-oriculaire externe.	le moyen abduct. *L.*
	le scuto-oriculaire interne.	le sixieme. *B.* / le court rotateur. *L.*
	le mastoïdo-oriculaire.	*Ce muscle n'a point de nom ancien.*
Des paupieres.	le lachrymo-palpébral.	l'orbiculaire.
	le fronto-surcillier. .	le sourcillier. *F.*
	l'orbito-palpébral. . .	le releveur de la paupiere supérieure.
Des yeux.	le droit supérieur. . ,	le releveur.
	le droit inférieur. . .	l'abaisseur.
	le droit externe. . . .	l'abducteur.
	le droit interne. . . .	l'abducteur.
	le grand oblique.	
	le petit oblique.	
	l'orbito-scléroticien.	l'orbiculaire, ou le suspenseur. *B.* / le rétracteur. *L.*

	Noms méthodiques.	Noms anciens.
Des muscles des naseaux.	le grand sus-maxillo-nasal.	le pyramidal.
	le petit sus-maxillo-nasal.	le releveur de l'appendice. *FL.* le court dilatateur. *L.*
Des levres.	le cervico-labial. . .	le cutané. *B.* 1°. le peaucier zygomatique. 2°. l'abducteur de la levre inférieure. *L.*
	le zygomato-labial. .	le zygomatique. *L.* le labial antérieur. *V.*
	l'alvéolo-labial. . .	les molaires, externe & interne. *B.* le molaire, ou le buccinateur. *FL.*
	le lachrymo-labial. .	le digastrique, ou le releveur des joues. *FL.*
	le grand sus-maxillo-labial.	le maxillaire. *B.* l'abducteur. *L.* le labio-nasal. *V.*
	le petit sus-maxillo-labial.	le releveur de la levre antérieure. *B.* le pyramidal, ou le grimacier. *F.* le releveur, ou le grand incisif. *L.* le maxillo-labial antérieur. *V.*
	le maxillo-labial. .	le releveur de la levre postérieure. *B.* le maxillo-labial postérieur. *V.*

Des

Noms méthodiques.	*Noms anciens.*
Suite des muscles des levres. le labial.	1°. l'orbiculaire. *B.* le labial commun. *F.* 2°. le mitoyen antérieur. *B.* l'abaiſſeur de la levre ſupérieure. *L.* 3°. le mitoyen poſtérieur. *B.* l'abaiſſeur de la levre inférieure *L.* le releveur du menton. *F.* 4°. le tranſverſal, ou le court des naſeaux. *B.*
De la mâchoire. . le zygomato-maxillaire.	le maſſeter.
le temporo-maxillaire.	le crotaphite.
le ſtylo-maxillaire.	1°. le ſtylo-maxillaire. 2°. le digaſtrique. *B.*
le ſphéno-maxillaire.	le maſſeter interne. *L.* 1°. le ptérygoïdien ſupérieur. 2°. le ptérygoïdien inférieur. *V.*
De l'hyoïde, des kératoïdes & de la langue. le mylo-hyoïdien.	
le génio-hyoïdien. .	le géni-hyoïdien.
le génio-gloſſe. . . .	le maxillo-lingual. *V.*
l'hyo-gloſſe.	le baſio-gloſſe.
le kérato-gloſſe. . .	l'hyo-gloſſe. *B.* l'hyo-lingual. *V. F.*
le lingual.	la langue.
le grand kérato-hyoïdien.	le kérato-hyoïdien. *B* le long-hyoïdien. *L.*
le petit kérato-hyoïdien.	
le ſtylo-kératoïdien.	le ſtylo-hyoïdien.

	Noms méthodiques.	*Noms anciens.*
Des muscles du larynx.	l'hyo-thyroïdien. le crico-thyroïdien. le crico-aryténoïdien postérieur. le crico-aryténoïdien latéral. le thyro-aryténoïdien. l'aryténoïdien. l'hyo-épiglottique.	
Du palais.	le pétro-palatin. . .	1°. le péristaphy-lin externe. 2°. le péristaphy-lin interne. } B. le pétro-staphylin. V.
	le méso-palatin. . .	le vélo-palatin.
De l'enco-lure, face cervicale.	le cervico-acromien.	l'angulaire. V. la portion antérieure du trapése. B.
	le cervico-sous-sca-pulaire.	le releveur propre de l'épaule.
	le mastoïdo-huméral.	le commun au bras, à l'encolure & à la tête. B. le multiforme. V.
	le cervico-mastoïdien.	le splenius. B. le commun extenseur de la tête. L.
	le dorso-mastoïdien. .	le long transversal. B. les portions mito-yenne & interne du splenius. F.
	le dorso-occipital. . .	le grand complexus.
	le dorso-axoïdien. . .	le court épineux. B. le court extenseur. L.
	le long axoïdo-occi-pital.	le petit complexus.
	le court axoïdo-occi-pital.	le grand droit. B. le grand droit pos-térieur. V.

	Noms méthodiques.	Noms anciens.
Suite des muscles de l'encolure, face cervicale.	l'atloïdo-occipital.	le petit droit. le petit droit posté- rieur. *V.*
	l'axoïdo-atloïdien. .	le grand oblique de la tête.
	l'atloïdo-sous-mastoï- dien.	le petit oblique.
	les inter-cervicaux. .	les inter-vertébraux.
— Face tra- chélienne.	le sterno-mastoïdien.	le sterno-maxillaire.
	le thoraco-hyoïdien.	l'hyoïdien. *B.* le costo-hyoïdien. *L.* l'omoplate - hyoï- dien. *V.*
	le sterno-hyoïdien.	
	le sterno-thyroïdien.	
	le costo-trachélien. .	le scalène. le costo-cervical an- térieur. *V.*
	le trachélo-sous-occi- pital.	le long fléchisseur de la tête. le droit antérieur & supérieur. *V.*
	l'atloïdo - sous-occipi- tal	le court fléchisseur de la tête. l'oblique antér. *V.*
	l'atloïdo-styloïdien .	le petit fléchisseur de la tête.
	le sous-dorso-traché- lien.	le long fléchisseur de l'encolure. le droit antérieur & inférieur. *V.*
Du dos & des lombes, face dorsale & lombaire.	le dorso-acromien. .	la portion postéri- eure du trapèse. *B.*
	le dorso - sous - scapu- laire.	le rhomboïde.
	le dorso - huméral. .	le grand dorsal. *B.* le large dorsal. *L.*

	Noms méthodiques.	Noms anciens.
Suite des muscles du dos & des lombes, face dorsale & lombaire.	le dorso-costal. . .	le dentelé antér. *L.* la portion antérieure du dentelé de la respiration. *B.*
	le lombo-costal. . .	le dentelé postér. *L.* la portion postérieure du dentelé de la respiration. *B.*
	l'ilio-dorsal.	le long dorsal. *B.* le très-long du dos. *L.*
	le dorso-trachélien.	le court transversal.
	le dorso-cervical . .	le long épineux.
	les transverso-épineux.	les épineux-transversaires.
	les inter-épineux. .	
—Face sous-lombaire.	le sous-lombo-trochantinien.	le psoas de la cuisse.
	l'iliaco-trochantinien.	l'iliaque.
	le sous-lombo-pubien.	le psoas des lombes.
	le costo-sous-lombaire.	le quarré des lombes. *FL.*
Du thorax, en général.	le sous-cutané thorachique	le panicule-charnu.
Du thorax, région costale.	le costo-sous-scapulaire	le grand dentelé de l'épaule.
	le trachélo-costal. .	l'intercostal commun. *B.* le long-intercost. *L.*
	le costo-sternal. . .	le transversal de la respiration.
	les transverso-costaux.	les releveurs des côtes.
	les intercostaux-externes.	
	les intercostaux internes.	

	Noms méthodiques.	*Noms anciens.*
Suite des muscles du thorax, région sternale.	les sterno-costaux. .	les muscles du sternum. *B.* les triangulaires du sternum. *FL.*
	le diaphragme.	
	le sterno-aponévrotique. . . . . . . :	la portion postérieure du commun au bras & à l'avant-bras.
	le sterno-huméral. .	le commun au bras & à l'avant-bras.
	le sterno-trochinien.	le grand pectoral.
	le sterno-scapulaire.	le petit pectoral. le pectoral antér. *V.*
De l'abdomen.	le costo-abdominal .	le grand oblique.
	l'ilio-abdominal. . .	le petit oblique.
	le sterno-pubien . .	le droit. le longitudinal. *V.*
	le lombo-abdominal.	le transverse. le droit. *V.*
De la queue.	le sacro-coccygien supérieur.	
	le sacro-coccygien inférieur.	
	le sacro-coccygien-latéral.	
	l'ischio-coccygien. .	le sacro - coccygien oblique.
Des membres thorachiques, face sus-scapulaire.	le sus-acromio-trochitérien	l'antépineux. *B.* le sur-épineux. *L.*
	l'acromio-huméral.	le long abducteur. *B.* le grand rond. *V.*
	le sous-acromio-trochitérien	le postépineux. *B.* le sous-épineux. *L.*
	le sus-scapulo-huméral	le court abducteur. *B.* le petit rond. *V.*

	Noms méthodiques.	Noms anciens.
Suite des muscles des membres thorachiques, face sous-scapulaire.	le sous-scapulo-trochinien.	le sous-scapulaire.
	le sous-scapulo-huméral.	l'adducteur du bras.
—Face antérieure de l'humerus.	le coraco-cubital . .	le long fléchisseur, ou fléchisseur antérieur de l'avant-bras. *B.* le gros fléchisseur de l'avant-bras. *FL.*
	l'huméro-cubital. .	le court fléchiss. *B.* le fléchisseur oblique de l'avant-bras. *FL.*
—Face postérieure de l'humerus.	le scapulo-olécranien.	1°. le long extens. 2°. le gros extenseur de l'avant-bras.
	l'huméro-olécranien externe.	le court extenseur de l'avant-bras.
	l'huméro-olécranien interne	le moyen extenseur de l'avant-bras.
	le petit huméro-olécranien	le petit extenseur de l'avant-bras.
	le coraco-huméral .	l'omo-brachial.
—Face antérieure du cubitus.	l'épitrochlo-pré-métacarpien	l'extenseur droit antérieur du canon.
	le cubito-métacarpien oblique.	l'extenseur oblique du canon.
	l'épitrochlo-pré-phalangien.	l'extenseur antérieur du pied.
	le cubito-pré-phalangien.	l'extenseur oblique du pied.
—Face postérieure du cubitus.	l'épitrochlo-carpien.	le fléchisseur externe du canon.
	l'épicondylo-carpien.	le fléchisseur oblique du canon.

	Noms méthodiques.	Noms anciens.
Suite des muscles des membres thorachiques, face postérieure du cubitus.	l'épicondylo-métacarpien	le fléchisseur interne du canon.
	le cubito-phalangien.	le profond, ou perforant.
	l'épicondylo-phalangien	le sublime, ou perforé du pied.
— Du pied antérieur.	le carpo-phalangien.	le tendon suspenseur du boulet.
Des membres abdominaux, apposés sur le coxal.	l'ilio sous-trochantérien.	le petit fessier.
	le grand ilio-trochantérien.	le grand fessier.
	le petit ilio-trochantérien.	le moyen fessier.
— Face antérieure du fémur.	l'ilio-aponévrotique.	le fascia-lata.
	l'ilio-rotulien. . . .	le droit antérieur de la jambe.
	le fémoro-rotulien externe	le vaste externe.
	le fémoro-rotulien interne	le vaste interne.
	le fémoro-rotulien antérieur	le crural.
— Face postérieure du fémur.	l'ischio-tibial externe.	le long vaste.
	l'ischio-tibial postérieur.	le biceps de la jambe.
	l'ischio-tibial interne.	le demi-membran.
	l'ischio-trochantinien.	le grêle interne.
— Face interne du fémur.	le pubio-tibial . . .	le court adducteur de la jambe.
	le sous-lombo-tibial.	le long adducteur de la jambe.
	le pubio-fémoral.	le biceps de la cuisse.
	le pubio-sous-trochantinien.	le pectineus.

	Noms méthodiques.	Noms anciens.
Suite des muscles des membres abdominaux, face interne du fémur.	le sous-pubio-trochantérien externe. . .	les obturateurs externes.
	le sous-pubio-trochantérien interne. . .	1°. les obturateurs internes. 2°. le pyriforme.
— Face antérieure du tibia.	le tibio-pré-métatarsien. . . .	le fléchisseur du canon.
	le tibio-tarsien . . .	*ce muscle n'a point de nom ancien.*
	le fémoro-préphalangien.	l'extenseur antérieur du pied.
	le péronéo-pré-phalangien.	l'extenseur latéral du pied.
— Face postérieure du tibia.	le fémoro-calcanien.	le premier extenseur du canon. *B.* les jumeaux. *FL.*
	le fémoro-phalangien.	le sublime, ou perforé du pied.
	le tibio-phalangien.	le profond, ou perforant.
	le péronéo-phalangien.	le fléchisseur oblique du pied.
	le fémoro-tibial oblique.	l'abducteur de la jambe.
— Du pied postérieur.	le tarso-pré-phalangien	le petit extenseur du pied.
	le tarso-phalangien.	*ce muscle n'a point de nom ancien.*

TABLEAU SYNOPTIQUE DES MUSCLES DU CHEVAL,

D'APRÈS L'ORDRE DE BOURGELAT.

	Noms d'après Bourgelat.	*Noms méthodiques.*
12 Muscles de l'oreille externe, 6 pour chacune.	le premier.	le fronto-oriculaire.
	le second.	le pariéto-oriculaire.
	le troisieme. . . .	le cervico-oriculaire externe.
	le quatrieme. . . .	le cervico-oriculaire interne.
	le cinquieme	le parotido-oriculaire.
	le sixieme	le scuto-oriculaire interne.
4 des paupieres, 2 pour chacune.	l'orbiculaire.	le lachrymo - palpébral.
	le releveur de la paupiere supérieure . .	l'orbito-palpébral.
14 des yeux, 7 pour chacun.	le releveur	le droit supérieur.
	l'abaisseur.	————— inférieur.
	l'abducteur. . . .	————— externe.
	l'adducteur. . . .	————— interne.
	le grand oblique.	
	le petit oblique.	
	l'orbiculaire ou le suspenseur.	l'orbito-scléroticien.
17 des levres, 7 communs aux 2 levres & 10 particuliers à chacune.	le molaire externe. le molaire interne.	l'alvéolo-labial.
	le cutané.	le cervico-labial.
	le releveur de l'antérieure.	le petit sus - maxillo-labial.
	le maxillaire . . .	le grand sus - maxillo-labial.
	le releveur de la postérieure.	le maxillo-labial.
	l'orbiculaire . . . . le mitoyen antérieur. ————— postérieur.	le labial.

	Noms d'après Bourgelat.	Noms méthodiques.
7 des naseaux, 3 pairs & un impair.	le transversal . . . . / le court. . . . . . / le cutané	le labial.
	le pyramidal. . . .	le grand sus-maxillo-nasal.
10 de la mâchoire postérieure, 5 de chaque côté.	le masseter.	le zygomato-maxillaire.
	le crotaphite. . . .	le temporo-maxillaire.
	le sphéno-maxillaire.	
	le stylo-maxillaire. / le digastrique . . .	le stylo-maxillaire.
	le sterno-maxillaire.	le sterno-mastoïdien.
22 de la tête, 11 de chaque côté.	le long fléchisseur.	le trachélo-sous-occipital.
	le petit fléchisseur.	l'atloïdo-styloïdien.
	le court fléchisseur.	l'atloïdo-sous-occipital.
	le splenius.	le cervico-mastoïdien.
	le grand complexus.	le dorso-occipital.
	le petit complexus.	le long axoïdo-occipital.
	le petit droit. . . .	l'atloïdo-occipital.
	le grand droit . . .	le court axoïdo-occipital.
	le grand oblique . .	l'axoïdo-atloïdien.
	le petit oblique. . .	l'atloïdo-sous-mastoïdien.
12 de l'os hyoïde, 5 pairs & 2 impairs.	le mylo-hyoïdien.	
	le géni-hyoïdien. .	le génio-hyoïdien.
	le sterno-hyoïdien.	
	l'hyoïdien.	le thoraco-hyoïdien.
	le stylo-hyoïdien. .	le stylo-kératoïdien.
	le kérato-hyoïdien.	le grand kérato-hyoïdien.
	le transversal . . .	partie du lingual.

	Noms d'après Bourgelat.	*Noms méthodiques.*
6 de la langue, 3 de chaque côté.	le génio-glosse. le basio-glosse. . . . . l'hyo-glosse.	 l'hyo-glosse. le kérato-glosse.
15 du larynx, 7 pairs & 1 impair.	le sterno-thyroïdien. l'hyo-thyroïdien. le crico-thyroïdien. le crico-aryténoïdien postérieur. le crico-aryténoïdien latéral. le thyro-aryténoïdien. l'hyo-épiglottique.	
5 de la cloison du palais & de la trompe d'Eustache, 2 pairs & 1 impair.	le péristaphylin externe le péristaphylin interne le vélo-palatin. . .	le pétro-palatin. le méso-palatin.
14 de l'encolure, 7 de chaque côté.	le scalène . . . . . . le long-fléchisseur. . le long-transversal. . le court-transversal. . le long-épineux . . . . le court-épineux . . le peaucier.	le costo-trachélien. le sous-dorso-trachélien. le dorso-mastoïdien. le dorso-trachélien. le dorso-cervical. le dorso-axoïdien. partie du cervico-labial.
12 inter-transversaires, 6 de chaque côté.		les inter-vertébraux.
le commun à la tête, à l'encolure & au bras.		le mastoïdo-huméral.
10 de l'épaule, 5 pour chacune.	le trapèse. . . . . . le rhomboïde. . . . le releveur propre. . le petit pectoral. . . le grand dentelé. . .	le dorso-acromien. le dorso-sous-scapulaire. le cervico-sous-scapulaire. le sterno-scapulaire. le costo-sous-scapulaire.

	Noms d'après Bourgelat.	Noms méthodiques.
	le commun	le sterno-huméral. le sterno-aponévrotique.
	le grand pectoral. .	le sterno-trochinien.
	l'antépineux	le sus-acromio-trochitérien.
	l'omo-brachial. . .	le coraco-huméral.
20 du bras, 10 pour chacun.	le postépineux . . .	le sous-acromio-trochitérien.
	le grand dorsal . . .	le dorso-huméral.
	le sous-scapulaire. .	le sous-scapulo-trochinien.
	l'adducteur.	le sous-scapulo-huméral.
	le long abducteur . .	l'acromio-huméral.
	le court abducteur. .	le sus-scapulo-huméral.
	le long fléchisseur. .	le coraco-cubital.
	le court fléchisseur.	l'huméro-cubital.
	le long extenseur. . le gros extenseur. .	le scapulo-olécranien.
14 de l'avant-bras, 7 pour chacun.	le court extenseur. .	l'huméro-olécranien externe.
	le petit extenseur.	le petit huméro-olécranien.
	le moyen extenseur.	l'huméro-olécranien interne.
	le fléchisseur interne.	l'épicondylo-métacarpien.
	le fléchisseur externe.	l'épitrochlo-carpien.
10 du canon, 5 pour chacun.	le fléchisseur oblique.	l'épicondylo-carpien.
	l'extenseur droit antérieur	l'épitrochlo-pré-métacarpien.
	l'extenseur oblique.	le cubito-métacarpien oblique.

	Noms d'après Bourgelat.	Noms méthodiques.
12 du pied, 6 pour chacun.	le sublime ou perforé.	l'épicondylo-phalangien.
	le profond ou perforant.	le cubito - phalangien.
	l'extenseur antérieur.	l'épitrochlo-pré-phalangien.
	l'extenseur latéral. . .	le péronéo-pré-phalangien.
	les lombricaux. . . .	Ces muscles n'existent que dans les mono-dactyles.
76 du dos & des lombes.	le long dorsal. . . .	l'ilio-dorsal.
	le psoas des lombes.	le sous - lombo - pubien.
	les épineux transversaires.	les transverso - épineux.
	les inter-épineux.	
107 de la respiration.	les releveurs des côtes.	les transverso - costaux.
	les intercostaux . .	les intercostaux externes. les intercostaux internes.
	le transversal . . .	le costo-sternal.
	le muscle du sternum.	les sterno-costaux.
	le long dentelé. . .	le dorso-costal. le lombo-costal.
	l'intercostal commun.	le trachélo-costal.
	le diaphragme.	
8 du bas-ventre , 4 de chaque côté.	le grand oblique . .	le costo-abdominal.
	le petit oblique. . .	l'ilio-abdominal.
	le transverse	le lombo-abdominal.
	le droit.	le sterno-pubien.

Noms d'après Bourgelat.	Noms méthodiques.
10 de la queue, 5 de chaque côté. le sacro-coccygien supérieur.	
le sacro-coccygien inférieur externe. . le sacro-coccygien inférieur interne. .	le sacro - coccygien inférieur.
l'oblique.	l'ischio-coccygien.
le latéral	le sacro - coccygien latéral.
32 de la cuisse, 16 pour chacune. le petit fessier . . .	l'ilio - sous - trochantérien.
le grand fessier. . .	le grand ilio - trochantérien.
le moyen fessier . .	le petit ilio-trochantérien.
le psoas	le sous - lombo - trochantinien.
l'iliaque	l'iliaco - trochantinien.
le pectineus.	le pubio - sous - trochantinien.
le biceps	le pubio-fémoral.
le grêle interne. . .	l'ischio-sous-trochantinien.
le fascia-lata. . . .	l'ilio-aponévrotique.
le long vaste	l'ischio-tibial externe.
l'obturateur externe. les jumeaux	le sous - pubio - trochantérien externe.
l'obturateur interne. le pyriforme. . . .	le sous - pubio - trochantérien interne.
le droit.	

Noms d'après Bourgelat.	Noms méthodiques.
le biceps.	l'ischio-tibial posté-rieur.
le demi-membraneux.	l'ischio-tibial interne.
le droit antérieur. .	l'ilio-rotulien.
le vaste externe. . .	le fémoro-rotulien externe.
le vaste interne. . .	le fémoro-rotulien interne.
le crural	le fémoro-rotulien antérieur.
le long adducteur. .	le sous-lombo-tibial.
le court adducteur .	le pubio-tibial.
l'abducteur	le femoro-tibial obli-que.

18 de la jam-be, 9 pour chacune.

Noms d'après Bourgelat.	Noms méthodiques.
le fléchisseur.	le tibio-pré-métatar-sien.
le premier extenseur. l'extenseur latéral. .	le fémoro-calcanien.

6 du canon, 3 pour cha-cun.

Noms d'après Bourgelat.	Noms méthodiques.
le sublime ou perforé.	le fémoro-phalan-gien.
le profond ou perfo-rant.	le tibio-phalangien.
le fléchisseur oblique.	le péronéo-phalan-gien.
l'extenseur antérieur.	le fémoro-pré-pha-langien.
le petit extenseur. . .	le tarso-pré-phalan-gien.
l'extenseur latéral. .	le péronéo-pré-pha-langien.
les lombricaux.	

12 du pied, 6 pour chacun.

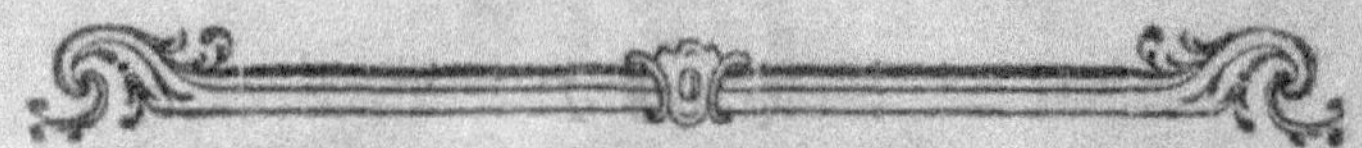

TABLE
DES MATIERES.

§. I. *Des*

S

DEUXIEME PARTIE.

PREMIERE DIVISION.

PREMIERE SECTION.

Fin de la Table des Matières.

ERRATA.

Page 25, ligne 3, au lieu de *peu distant du colon*, lisez, peu distinct du colon.

P. 44, *l. 5*, *la loco-motilité*, lisez, la loco-motion.

P. 55, avant-derniere ligne, *bisacié*, lisez, trifacié.

P. 61, l. 17, *ptérigion*, lisez, *ptérigon*.

P. 77, l. 1, *parrois*, lisez, parois.

P. 80, l. 22, *diverses*, lisez, divers.

P. 111, l. 10, *des objets cylindroïdes sur lesquels il est fixé*, lisez, des objets sur lesquels il est fixé.

P. 222, l. 2, *Sous-Pubio-trochantérien interne*, lisez, Sous-Pubio-Trochanterien externe.

P. id. l. 3, *les obturateurs internes*, lisez, *les obturateurs externes*.

Agriculture complette, ou l'art d'améliorer les terres. Traduit de l'anglois de MORTIMER, sur la sixieme édition. Augmenté de plusieurs traités, 4 *vol. in-12, fig. rel.* 10 fr.

L'Agronome, ou Dictionnaire portatif du cultivateur, contenant toutes les connoissances nécessaires pour gouverner les biens de campagne, & les faire valoir utilement, pour soutenir ses droits, conserver sa santé, & rendre la vie champêtre agréable ; avec un nombre considérable d'instructions utiles & curieuses à tout homme qui passe sa vie à la campagne. Derniere édition, corrigée & augmentée. Paris, an VII, — 1799 ; 2 *forts volumes in-8°, de plus de 900 pages, caractere petit-romain non interligné, br.* . . . . 8 fr.
Et franc de port par la poste. . . . . 10 fr.

Annales de l'Agriculture française, contenant des observations & des mémoires sur l'Agriculture en général ; sur la culture de la carotte, du turneps, du maïs, du lin, de la soude, &c.; sur les plantations, la culture des arbres & le dépérissement des bois en France ; sur les platanes, les érables, le pommier, la fabrication du cidre ; sur les bêtes à laine superfine, l'amélioration des laines, les bufles, les ânes, les chevaux, les chèvres, les cochons, les lapins, &c.; sur la destruction des insectes nuisibles, les épizooties, la clavelée ; sur les grandes & petites fermes, les engrais, les rapports des finances avec l'Agriculture ; enfin, ce qu'il faut faire chaque mois dans les jardins utiles ; par une société d'Agriculteurs ; rédigées par le C. TESSIER, de l'Institut national. Paris, an VI, 4 *vol. in-8°, br.* 15 fr.
Et franc de port par la poste. . . . . 20 fr.

L'Art de prolonger la Vie, par *Christophe-Guillaume* HUFELAND, docteur & professeur en médecine, à Jena. Traduit de l'allemand sur la seconde édition augmentée, par le C. BREWER. Paris, an VII, 2 *vol. in-8°, sous presse.*
Le premier volume va paroître.

Aviceptologie françaife, ou traité général de toutes les rufes
dont on peut fe fervir pour prendre les oifeaux qui font en
France, avec une collection confidérable de figures & de
pieges nouveaux propres à différentes chaffes. Par M. Bul-
liard. Paris, an III, *in-12. br.* . . . . 4 fr.

Avis au peuple fur fon premier befoin (*le pain*). Par l'abbé
Baudeau, nouvelle édition, revue & corrigée, Paris,
in-12. br. . . . . 1 fr. 25 cent.

Bibliotheque Germanique, médico-chirurgicale, ou extrait
des meilleurs ouvrages de médecine, de chirurgie & d'art
vétérinaire, qui paroiffent en Allemagne. Par le C. Brewer,
ancien médecin des hopitaux militaires, & membre de la
Société de médecine de Paris. Paris, an VII, *in-8º. fig.*

Il en paroit un cahier de 5 à 6 feuilles par mois, les 12
cahiers formeront 2 *forts volumes. Le prix de l'abonnement
eft de* 15 *francs pour Paris, & de* 18 *francs pour les Dépar-
temens, franc de port.*

Catalogue alphabétique des arbres & arbriffeaux qui croif-
fent naturellement dans les États-Unis de l'Amérique Sep-
tentrionale, arrangés felon le fyftême de Linné, avec leurs
ufages en médecine, & leur emploi dans les teintures &
l'économie domeftique. Traduit de l'anglois de M. *Humphry*
Marshall, avec des notes & obfervations fur la culture;
par le C. Lezermes. Paris, 1788, *in-8º. br.* . . 2 fr. 50 cent.

Catalogue latin & françois des plantes vivaces qu'on peut
cultiver en pleine terre pour la décoration des jardins & des
parterres. Par le C. Buc'hoz. Londres, 1786, *in-18*, papier
d'Annonay, *br.* . . . . 1 fr. 25 cent.

Élémens de l'art vétérinaire. Précis anatomique du corps
du Cheval, comparé avec celui du bœuf & du mouton, à
l'ufage des éleves des écoles vétérinaires. Par C. Bourgelat.
Troifieme édition, corrigée & augmentée. Paris, an VI-VII,
2 *vol. in-8º. br.* . . . . 8 fr.

Inftructions & obfervations fur les maladies des animaux
domeftiques; avec les moyens de les guérir, de les préferver,
de les conferver en fanté, de les multiplier, de les élever
avec avantage, & de n'être point trompé dans leur achat.
On y a joint l'analyfe des ouvrages vétérinaires anciens &

modernes, pour tenir lieu de tout ce qui eſt écrit ſur cette
ſcience. Ouvrage néceſſaire aux cultivateurs, aux proprié-
taires de beſtiaux , & aux artiſtes vétérinaires ; rédigé &
publié par les CC. CHABERT, FLANDRIN & HUZARD.
6 *vol. in-8°, avec fig. br.* . . . . 24 fr.

Le 6°. volume (An 3 *) de cette collection, vient de paroître : la réimpreſſion de la* 3°. *édition du* 1ᵉʳ. *volume, connu
ſous le nom d'*Almanach vétérinaire *eſt ſous preſſe, ainſi que
la ſeconde du volume de* 1792 ; *celui de* 1791 , *a déjà également été réimprimé. Chaque volume ſe vend ſéparément* 4 fr.,
broché, & 5 fr., *franc de port par la poſte.*

Inſtructions ſur l'uſage de la houille, plus connue ſous
le nom impropre de charbon de terre, pour faire du feu ;
ſur la maniere de l'adapter à toutes ſortes de feux ; & ſur
les avantages, tant publics que privés, qui réſulteront de
cet uſage ; *avec figures.* Par M. VENEL. Avignon, 1775,
in-8°. br. . . . . 5 fr.

Mémoire ſur les avantages & les inconvéniens de l'emploi
du charbon de pierre ou de bois dans les fabriques, avec la
déſcription des différentes mines de charbon, &c. Par M.
BERNARD. Marſeille, 1780, *in-8°. fig. br.* . . 1 fr. 25 c.

Mémoire ſur les engrais que la Provence peut fournir, &
ſur la maniere de les employer ſuivant les diverſes eſpèces
de terreins. Par M. BERNARD. Marſeille, 1780, *in-8°. fig.
broché.* . . . . 1 fr. 50 cent.

Nouvelle méthode pour dreſſer les chevaux, en ſuivant
la nature, & même la perfectionnant par l'art ; inventée par
M. le Duc de NEWCASTLE ; traduit de l'anglois avec des
annotations, par de SOLLEYSEL, *avec figures.* Paris, 1677,
in-4°. rel. . . . . 6 fr.

Obſervations relatives à la ſanté des animaux de Saint-
Domingue, ou Eſſai ſur leurs maladies, dédié à l'Ecole
vétérinaire d'Alfort ; nouvelle édition, corrigée, augmentée,
revue & miſe en ordre par *Jean* LOMPAGIEU-LAPOLE,
Médecin vétérinaire, au Cap, 2 *parties un volume in-8°. fig.
broché.* . . . . 4 fr. 50 cent.

Obſervations ſur pluſieurs maladies de beſtiaux, telles que
la maladie rouge & la maladie du ſang, qui attaquent les

bêtes à laine, & celles que cause aux bêtes à cornes & aux chevaux la construction vicieuse des étables & des écuries; avec le plan d'une étable, & celui d'une écurie convenable aux chevaux de cavalerie, de ferme, de postes, &c. Par le C. Tessier, de l'Institut national. Paris, 1782, *in-8°. fig. broché.* . . . . 3 fr.

Tableaux comparatifs de l'anatomie des animaux domestiques les plus essentiels à l'agriculture, tels que le cheval, l'âne, le mulet, le bœuf, le mouton, la chevre, le cochon, le chien & le chat, rangés sur un plan uniforme de classification propre à en faciliter l'étude aux commencans. Par J. Girard, Professeur d'anatomie, à l'école vétérinaire d'Alfort. Paris, an VII, *in-8°. broché.* . . . . 3 francs.

Théologie des insectes, ou démonstration des perfections de Dieu dans tout ce qui concerne les insectes, traduit de l'allemand de M. Lesser, avec des remarques de M. P. Lyonnet. Paris, 1745, *in-8°.* 2 v. l. *rel. fig.* . . . 9 fr.

Traité complet de la culture des orangers & des citronniers, la manière de les élever, greffer, transplanter, &c.; suivi d'un traité de la culture des grenadiers, genêts, jasmins, lauriers, & autres arbustes qui servent d'ornemens aux jardins. Paris, 1782, *in-12, rel.* . . . 1 fr. 50 cent.

Traité de la chasse des principaux animaux qui habitent les campagnes, tels que le cerf, le daim, le chevreuil, le bouquetin, le blaireau, le lievre, la marmote, &c. Par le C. Buc'hoz. Paris, *in-12, br.* . . . . . . 1 fr. 25 cent.

Traité de la pêche, ou l'art de soumettre les poissons à l'empire de l'homme, précédé de l'histoire naturelle de ces animaux. Par le C. Buc'hoz. Paris, 1786, *in-12, broché.* . . . . 1 fr. 50 cent.

Traité d'Équitation. Par de Montfaucon de Rogles. Paris, Imprimerie Royale, 1778, *in-4°, fig. rel.* . . . 9 fr.